In die „Sammlung von Monographien aus dem Gesamtgebiete der Neurologie und Psychiatrie" sollen Arbeiten aufgenommen werden, die Einzelgegenstände aus dem Gesamtgebiete der Neurologie und Psychiatrie in monographischer Weise behandeln. Jede Arbeit bildet ein in sich abgeschlossenes Ganzes.

Das Bedürfnis ergab sich einerseits aus der Tatsache, daß die Redaktion der „Zeitschrift für die gesamte Neurologie und Psychiatrie" wiederholt genötigt war, Arbeiten zurückzuweisen nur aus dem Grunde, weil sie nach Umfang oder Art der Darstellung nicht mehr in den Rahmen einer Zeitschrift paßten. Wenn diese Arbeiten der Zeitschrift überhaupt angeboten wurden, so beweist der Umstand andererseits, daß für viele Autoren ein Bedürfnis vorliegt, solche Monographien nicht ganz isoliert erscheinen zu lassen. Es stimmt das mit der buchhändlerischen Erfahrung, daß die Verbreitung von Monographien durch die Aufnahme in eine Sammlung eine größere wird.

Die Sammlung wird den Abonnenten der „Zeitschrift für die gesamte Neurologie und Psychiatrie" und des „Zentralblatt für die gesamte Neurologie und Psychiatrie" zu einem Vorzugspreise geliefert.

Angebote und Manuskriptsendungen sind an einen der Herausgeber, Prof. Dr. O. Foerster, Breslau, und Prof. Dr. R. Wilmanns, Heidelberg, erbeten

MONOGRAPHIEN AUS DEM GESAMTGEBIETE DER NEUROLOGIE UND
PSYCHIATRIE
HERAUSGEGEBEN VON
O. FOERSTER-BRESLAU UND K. WILMANNS-HEIDELBERG
HEFT 32

DAS ARCHAISCH-PRIMITIVE ERLEBEN UND DENKEN DER SCHIZOPHRENEN

ENTWICKLUNGSPSYCHOLOGISCH-KLINISCHE
UNTERSUCHUNGEN ZUM SCHIZOPHRENIEPROBLEM

VON

Dr. ALFRED STORCH
ASSISTENZARZT DER NERVENKLINIK TÜBINGEN

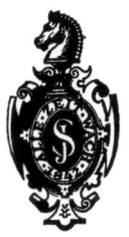

SPRINGER-VERLAG BERLIN HEIDELBERG GMBH 1922

›Auf diese Weise würden sich dereinst die krankhaften Stimmungen der Seele, insofern sie als Wiederschein der Krankheiten der Organisation vorkommen, immer deutlicher entwickeln lassen, je mehr man das Wesen der Krankheit selbst nach seiner tieferen Bedeutung: nämlich als Wiederholung eines besonderen organischen Lebens in der Form, wie es auf einer niedrigen Stufe der organischen Natur als ein Normales erscheint, begriffen und erkannt haben wird.‹

Carus
Vorlesungen über Psychologie, 1829/30

ISBN 978-3-662-38903-4   ISBN 978-3-662-39836-4 (eBook)
DOI 10.1007/978-3-662-39836-4

ALLE RECHTE, INSBESONDERE DAS DER ÜBERSETZUNG IN FREMDE SPRACHEN, VORBEHALTEN.

Vorwort.

Die vorliegende Abhandlung hat zum Inhalt ein psychologisches Problem, dessen Bearbeitung der Klärung der klinisch-systematischen Frage nach dem Wesen der als Schizophrenie bezeichneten Geistesstörung dienen soll. In ihrer Arbeitsrichtung reiht sich die Untersuchung also den Arbeiten jener Autoren an, die aufbauend auf dem Werk Bleulers, auf dem Wege psychologischer Analyse, das Wesen des von Kraepelin geschaffenen Krankheitsbildes der Dementia praecox tiefer zu ergründen suchten. Das spezielle Problem dieser Arbeit: die Frage nach den Beziehungen schizophrenen und primitiv-archaischen Erlebens und Denkens konnte nicht vom Boden der Psychopathologie allein, sondern nur durch Verwertung der Fragestellungen und Ergebnisse bestimmter geisteswissenschaftlicher Spezialgebiete, insbesondere der Ethnologie, Entwicklungspsychologie und Religionsgeschichte angegriffen werden. Von besonderem Wert bei der Durcharbeitung dieser Wissenschaftsgebiete waren mir Aussprachen mit einzelnen ihrer Fachvertreter, die mir einen unmittelbaren Einblick in die gegenwärtige Problemlage und die aktuellen Lösungsversuche ermöglichten. In dieser Hinsicht bin ich Herrn Privatdozenten Dr. Hauer (Tübingen) und Herrn Privatdozenten Dr. Werner (Hamburg) zu besonderem Dank verpflichtet. Unter den Werken der ethnopsychologischen und religionsgeschichtlichen Literatur, denen die Arbeit eine besondere Förderung verdankt, nenne ich neben den Untersuchungen von Werner und Hauer insbesondere die Werke von Preuß, Levy-Brühl, R. Otto und Heiler. Das Seminar von Hauer über die Mysterien der Primitiven und die Vorlesung von Groß über Probleme der Entwicklungspsychologie (beide im Wintersemester 1921/22) ermöglichten mir ferner den ursprünglich geplanten Rahmen der annähernd schon abgeschlossenen Arbeit bedeutend zu überschreiten und sie auf Grund jener Vorlesungs- und Seminareindrücke in nochmaliger Umarbeitung zu erweitern und zu vertiefen.

Gern erfülle ich an dieser Stelle die Pflicht, Herrn Prof. Gaupp für die freundliche Anteilnahme und Förderung, die er der Arbeit angedeihen ließ, zu danken. Es ist mir schließlich ein ganz besonderes Bedürfnis, Herrn Prof. Reiß meinen Dank auszusprechen. Durch die rege Zusammenarbeit mit ihm, die gemeinsame Untersuchung von Fällen und die vielfache Aussprache über die Probleme gewann die Arbeit jene Förderung, die nur aus lebendigem Geben und Empfangen, Prüfen und Vergleichen der Meinungen entspringt. In diesem Sinne denke ich auch an manche Aussprachen mit den Herren Privatdozenten Dr. Kretschmer und Privatdozenten Dr. Hoffmann (Tübingen) sowie Herrn Dr. Kronfeld (Berlin) mit besonderer Freude und Dankbarkeit zurück.

Tübingen, im September 1922.

Alfred Storch.

Inhaltsverzeichnis.

Seite

Einleitung 1
    Die Vorbereitung der entwicklungspsychologischen Betrachtungsweise in der Psychoanalyse.
    Die Notwendigkeit der Erweiterung phänomenologischer Feststellungen in der Psychiatrie durch die entwicklungspsychologische Vergleichung.

Erster Abschnitt.

1. Archaisch-primitive Denkmotive und Erlebnistendenzen in der schizophrenen Motorik   6
2. Die entwicklungspsychologisch primitiveren Strukturverhältnisse des Gegenstandsbewußtseins der Schizophrenen 9
    Das anschaulich-komplexe Denken, entwicklungspsychologische Ableitung der schizophrenen Verdichtungen, Verschiebungen und Symbolbildungen aus der komplexen Denkgrundlage.
3. Die entwicklungspsychologisch primitivere Struktur des schizophrenen Ichbewußtseins 20
    Der Zerfall des Ich in Teilkomponenten, der Verlust der Ichgrenze und die Partizipationen.
4. Verschmelzung von Ich und Gegenständlichkeit im schizophrenen Erleben . . . 30
    Dynamisches Begreifen, Partizipation und Identifizierung. Einschränkungen zu Abschnitt I.

Zweiter Abschnitt.
Archaisch-primitive Gefühlseinstellungen und Erlebnisrichtungen.

1. Die magisch-tabuistische Einstellung 34
    Magische Objektivierung von Persönlichkeitsbestandteilen, Beeinflussungserlebnisse, magische Handlungen. Die instinktiven »prämagischen« Antriebe. »Numinöse Urgefühle« und primäre Wahnerlebnisse.
2. Magisch-primitive Persönlichkeitsumformungen 56
    a) Magische Geschlechtsumwandlungen 56
    b) Mystische Einigung 59
    c) Kosmische Identifizierung 66
    d) Wiedergeburt 74
    e) Katatone Versunkenheit und mystisch-ekstatische Versenkung 78

Dritter Abschnitt.

Grenzen der entwicklungspsychologischen Betrachtungsweise 81
    Einspruch des entwickelten Erfahrungsdenkens. — Spielerische Einschläge. — Zur psychogenetischen Analyse der katatonen Sprachverwirrtheit. — Der biologische Hintergrund. (Die dynamischen und konstitutionellen Erlebnisgrundlagen.) — Abschluß.

Einleitung.

Das Problem der vorliegenden Arbeit, die Frage nach den Beziehungen schizophrenen und archaisch-primitiven Erlebens ist historisch aus der allgemeineren Erkenntnis der Zusammenhänge zwischen Traum und primitivem Seelenleben einerseits, Traum und seelischer Störung andererseits herausgewachsen.

Bedeutende Psychologen haben schon lange vor der Psychoanalyse erkannt, daß sowohl auf das Traumdenken, wie auf manche dunkle Zustände seelischer Funktionsstörungen ein unerwartetes Licht fällt, wenn man sie unter dem Gesichtspunkt von entwicklungsgeschichtlich früheren psychischen Stadien betrachtet.

So sagt der für seine Zeit außerordentlich weitschauende Carus: »Auf diese Weise würden sich dereinst die krankhaften Stimmungen der Seele; insofern sie als Wiederschein der Krankheiten der Organisation vorkommen, immer deutlicher entwickeln lassen, jemehr man das Wesen der Krankheit selbst nach seiner tieferen Bedeutung: nämlich als Wiederholung eines besonderen organischen Lebens in der Form wie es auf einer niedrigen Stufe der organischen Natur als ein normales erscheint, begriffen und erkannt haben wird.« (C. G. Carus, Vorlesungen über Psychologie, 1829/30.)

Nietzsche erkannte mit intuitivem Blick den nahen Zusammenhang zwischen Traum und primitiver Denkweise. Er spricht von dem »uralten Stück Menschentum, das sich im Traum in uns fortübt«, der »Grundlage, auf der die höhere Vernunft sich entwickelt hat und in jedem Menschen sich noch entwickelt.« »Der Traum bringt uns in ferne Zustände der menschlichen Kultur wieder zurück und gibt ein Mittel an die Hand, sie besser zu verstehen.« (Nietzsche, Menschliches-Allzumenschliches I, 1. Hauptstück, 13.)

Freud hat bekanntlich schon in den 1. Auflagen seiner »Traumdeutung« die Zusammenhänge zwischen Traum und primitivem Seelenleben betont. Es heißt da unter anderem vom Traum, er habe uns »eine Probe der primären, als unzweckmäßig verlassenen Arbeitsweise des psychischen Apparats aufbewahrt«. »In das Nachtleben scheint verbannt, was einst im Wachen herrschte, als das psychische Leben noch jung und untüchtig war, etwa wie wir in der Kinderstube die abgelegten primitiven Waffen der erwachsenen Menschheit, Pfeil und Bogen, wiederfinden« .... (Traumdeutung, 2. Auflage, 1909, S. 349). Die Kenntnis der Traumvorgänge eröffne daher ein Verständnis für den »Aufbau unseres Seeleninstruments« überhaupt. (Freud, a. a. O., S. 378.)

Nachdem Freud die Traumdeutung als »via regia zur Kenntnis des Unbewußten« und der Neurosen proklamiert hatte, hat Jung in seiner 1907 erschienenen »Psychologie der Dementia praecox« versucht, die Gesichtspunkte der Freudschen Traumdeutung auf die Schizophrenie anzuwenden. Er zeigte, wie »die schwerverständlichen, verzerrten und verschobenen Produkte der schizophrenen Denktätigkeit analog gebaut sind wie die normalen Traumprodukte«. Er erkannte in den Träumen die »nächste Analogie« zum schizophrenen Denken. Seine Ausführungen gipfeln in dem Satz: »Lassen wir einen Träumenden wie einen Wachenden herumgehen und handeln, so haben wir das klinische Bild der Dementia praecox.«

Bleuler (in seinem großen Schizophreniebuch 1911) und seine Schüler haben sodann gezeigt, wie sich durch Anwendung der von Freud für Traum und Neurose aufgedeckten Mechanismen auf die Schizophrenie ein tieferes Verständnis der schizophrenen Krankheitsvorgänge gewinnen läßt.

Inzwischen war Freud daran gegangen, seine schon in der Traumdeutung ausgesprochene Behauptung: die »abnormen Vorgänge sind die primitiven«, durch ein größeres völkerpsychologisches Material zu belegen. In seiner 1912 erschienenen Arbeit »Totem und Tabu« macht er besonders auf die überraschenden Übereinstimmungen zwischen gewissen Ideen der primitiven Völker (Zauber und Tabuvorstellungen) und entsprechenden Vorstellungen bei neurotischen Kranken aufmerksam. Annähernd gleichzeitig unternahm es Jung in seiner sehr umfangreichen, von konstruktiven Umbiegungen leider nicht frei gebliebenen Arbeit: »Wandlungen und Symbole der Libido« »aus historischen Materialien neues Licht über individual-psychologische Probleme zu verbreiten« und über die »verschütteten Substruktionen der Individualseele« zu einem Verständnis früherer, untergegangener Kulturen zu gelangen. Dabei ergaben sich mannigfache Parallelen zwischen schizophrenen Phantasieprodukten und archaischen Mythologiebildungen[1]).

Schließlich behandelte Schilder, an die letztgenannten Arbeiten anknüpfend, aber ihre Einseitigkeiten bewußt vermeidend, in seinem 1918 erschienenen Buch »Wahn und Erkenntnis« die völkerpsychologischen Analogien zwischen dem Denken der Schizophrenen und dem magischen Denken der Primitiven, wobei er die jüngsten Fortschritte der Völkerpsychologie (Preuß, Vierkandt) für die Psychiatrie nutzbar zu machen suchte.

Man kann die Fortschritte, die durch diese Arbeiten für die Psychopathologie erzielt wurden, schwerlich hoch genug einschätzen. Die Erweiterung des individualpsychologischen Gebiets ins Völkerpsychologische, die psychologische Analyse der Mythen, Märchen und magischen Gebräuche der Primitiven und der

---

[1]) Von sonstigen Arbeiten Freuds aus unserer Problemsphäre ist noch insbesondere auf seine Analyse des Falles Schreber hinzuweisen (Kleine Schriften zur Neurosenlehre, 3. Band). Unter den Arbeiten der Schüler Freuds sind der Aufsatz von Abraham: Die psychosexuellen Differenzen der Hysterie und Dementia praecox (Zentralblatt für Nervenheilkunde und Psychiatrie 1908), der zuerst die schizophrenen Symptome aus Hemmungen der psychosexuellen Entwicklung abzuleiten sucht, ferner die Aufsätze von Ferenczi: Entwicklungsstufen des Wirklichkeitssinns (Zeitschrift für ärztliche Psychoanalyse, erster Band 1913), sowie die Arbeiten von Silberer über Symbolik (in den Jahrbüchern für psychoanalytische Forschung) von Bedeutung.

Unter den Einzelanalysen der Züricher Schule nenne ich die Arbeiten von Mäder, Itten, Nelken, Spielrein (alle in den Jahrbüchern für psychoanalytische und psychopathologische Forschung).

Aus jüngster Zeit sind aus den Arbeiten der Freud-Schüler auch die Aufsätze von Nunberg (Intern. Zeitschr. f. ärztl. Psychoanalyse VI und VII) hervorzuheben.

ältesten Kulturvölker eröffnete dem klinischen Forscher ungeahnte Perspektiven und brachte ihm eine Fülle von neuen anregenden Problemen. Auch der Ertrag für die Geisteswissenschaften war bedeutend. Allerdings stand der Verwertung der Analysen der archaischen Anschauungen, Mythen, Märchen usw. entgegen, daß sie vielfach zu konstruktiv und insbesondere zu einseitig unter dem Gesichtswinkel gewisser psychoanalytischer Theorien unternommen und durchgeführt waren.

Insbesondere der Versuch, die gesamten zu erklärenden Erscheinungen unter dem dynamischen Gesichtspunkt der Umwandlung der Libido zu begreifen (mochte dieser Begriff nun im Freudschen oder Jungschen Sinn genommen werden), verführte notwendig zu bedenklichen theoretischen Konstruktionen und durchaus zweifelhaften Entwicklungstheorien.

Noch einen Fehler gilt es zu vermeiden, dem zum mindesten in der Darstellungsweise viele psychoanalytische Arbeiten zum Opfer gefallen sind, nämlich die zu starke Rationalisierung: so reden die Psychoanalytiker häufig von Komplexen — d. h. den das Krankheitsbild determinierenden affektbetonten Vorstellungskreisen — wie von ganz starren gedanklichen Faktoren oder Potenzen, die im Unbewußten ihr Wesen treiben. Derartige festumgrenzte gedankliche Gebilde, die unverändert bestehen bleiben, gibt es nun jedoch nicht, zumal nicht im »Unbewußten«, vielmehr verlieren die Vorstellungsinhalte, je mehr man gegen die Peripherie des Bewußtseins vorschreitet, immer mehr von ihrer gedanklichen Bestimmtheit, sie werden immer undifferenzierter, gefühlsartiger. Es sind also nicht eigentlich unbewußte affektbetonte gedankliche Gebilde als vielmehr dumpfe unklare Triebrichtungen und Gefühlseinstellungen von nur ganz unbestimmtem Vorstellungsgehalt, die als sogenannte »Komplexe« das Krankheitserleben determinieren.

Nun ist allerdings eine gewisse Rationalisierung in der Darstellung nicht zu vermeiden. Eine formale Analyse von Erlebnisformen und Denkstrukturen muß, wenn sie unterscheiden, Grenzen setzen, Beziehungen herstellen will, sich in rationalen Formen und Begriffen bewegen, mag auch der Gehalt der zu schildernden Phänomene ein vorwiegend irrationaler sein. Tatsächlich ist das schizophrene »Denken«, wie sich im Laufe der Arbeit wohl deutlich herausstellen wird, kein rationaler, als vielmehr ein von gefühlsmäßigen Unterströmungen getragener Prozeß. Wie beim Primitiven, sind die beim höher entwickelten Menschen relativ verselbständigten »Elemente« und Funktionen der Psyche: Gefühle, Strebungen, Gedanken noch miteinander zu einem untrennbaren Konglomerat verschmolzen. Diese irrationale Einheit von Gefühlserleben und Denken ist der rationalen Analyse nur unvollkommen zugänglich. Sie erschließt sich vollständig erst dem Miterleben und Nachfühlen, das immer das wertvollste Hilfsmittel für das Eindringen in die schizophrene Gedankenwelt sein wird.

Wenn wir im folgenden daran gehen, die Beziehungen zwischen dem Erleben und Denken der Schizophrenen und den entsprechenden Erlebnis- und Denkformen archaischer Art auf der Basis eigenen klinischen Materials[1]) darzustellen, so werden wir uns streng bemühen, die wertvollen Ergebnisse, die

---

[1]) Die Fälle stammen aus der Tübinger Nervenklinik, in der sie im Laufe von 3 Jahren (Ostern 1919 bis Ostern 1922) in meine Beobachtung kamen. Für die Überlassung des Materials bin ich Herrn Prof. Gaupp zu Dank verpflichtet.

bereits erzielt sind, gebührend zu berücksichtigen und doch die gekennzeichneten Fehler zu vermeiden. Das wird nur durch vorurteilsloses und unvoreingenommenes Sich-Versenken in das Erleben unserer Kranken einerseits, in das ethnologische Material andererseits möglich sein.

Während es den meisten der oben genannten Arbeiten vorzugsweise um die Aufdeckung inhaltlicher Gemeinsamkeiten der archaisch-primitiven und schizophrenen Sphäre zu tun war, setzen wir uns vielmehr die Aufgabe, gewisse **formale Übereinstimmungen der Erlebnisweisen, der Denkprozesse und der Gefühlseinstellungen** herauszuarbeiten.

Der Ausgangspunkt unserer Fragestellung ist ein **phänomenologischer**. Wir wollen wissen, was die Schizophrenen erleben, und insbesondere, wie sie erleben. Wir erstreben eine möglichst adäquate Erfassung der Erlebnisse unserer Kranken, so wie sie sich ihnen unmittelbar präsentieren. Es ist uns also hier weder (wie etwa in den meisten Arbeiten der Züricher Schule) vorwiegend um die Aufdeckung inhaltlicher Zusammenhänge zu tun, noch interessieren wir uns in erster Linie für Dynamik und Aufbau der Krankheitszustände, die Hauptsache ist uns vielmehr die Erkenntnis der formalen (phänomenologischen) Eigentümlichkeiten der schizophrenen Erlebnisse und Denkweisen. Allerdings werden wir uns immer wieder auf die genannten anderen Betrachtungsweisen hingewiesen sehen und genötigt sein, von den Erlebnisweisen der Kranken auf die inhaltlichen Beziehungen oder auf die dem Erleben zugrunde liegenden funktionalen und dynamischen Zusammenhänge zu verweisen. Außerdem werden wir im Schlußabschnitt auf die Fragen der Dynamik, wie überhaupt auf den biologischen Hintergrund gesondert eingehen.

Indem wir nun weiter fragen, wie sich die Erlebnisse unserer Kranken zu den Erlebnissen von Menschen früherer Entwicklungsstufen in Beziehung setzen lassen, schreiten wir von unserem phänomenologischen Ausgangspunkt zu einer **entwicklungspsychologischen Betrachtungsweise** fort. Wir folgen damit einer für die jüngste Entwicklung der Psychologie charakteristischen Umstellung in der Forschungsmethodik, auf die wir kurz einen Blick werfen müssen.

Krüger, dem wir eine erste methodologische Begründung der entwicklungspsychologischen Disziplin verdanken, zeigt, mit welchen Widerständen und Hemmungen die junge Richtung zu kämpfen hatte, bis sie sich in der Wundtschen Völkerpsychologie und, wie wir wohl hinzufügen dürfen, besonders in den Arbeiten der Krügerschen Schule Anerkennung errang. Krüger weist der Entwicklungspsychologie ihren begründeten Platz im Gesamtsystem der Wissenschaften an und zeigt ihre Notwendigkeit im Rahmen der sonstigen psychologischen Disziplinen. Sie ist berufen, nicht nur das annähernd überwundene mechanistisch-entwicklungsfremde Denken der sogenannten allgemeinen Psychologie durch eine genetische Betrachtungsweise zu ersetzen, sondern auch die fortgeschrittensten Richtungen der heutigen Psychologie, insbesondere die phänomenologische, zu ergänzen und weiterzuführen. Krüger weist eingehend nach, daß eine rein morphologische Betrachtung komplexer seelischer Erscheinungen ohne genetische Analyse notwendig unvollkommen bleibt. Das geht schon daraus hervor, daß alles gegenwärtige Erleben assimilativ durch Vergangenes modifiziert wird. Das jeweils Neue, das im Bewußtsein einheitlich erscheint, ist mit Nachwirkungen früherer Erfahrungen »resultativ« verschmolzen.

»Bei seelischen Tatbeständen jeder Art«, sagt Krüger, »bleibt eine bloß morphologische Zerlegung im besten Fall unvollständig. Je zusammengesetzter aber die zu begreifenden Vorgänge sind, je mehr sie früheres Erleben voraussetzen, um so mehr bedarf es ausdrücklicher Fragestellung, methodischer Vergleichung und begrifflicher Verknüpfung im Sinne von Notwendigkeiten der Entwicklung, soll auch nur das in einem einzelnen Bewußtseinsquerschnitt wirklich Enthaltene ermittelt und brauchbar beschrieben werden . . . . .«

»Eine rein morphologische Erkenntnis ist bei lebendigen und vollends bei geistigen Gebilden überhaupt nicht möglich; um so weniger, je höher sie zusammengesetzt und gegliedert sind. Ohne genetische Analyse und Synthese, ohne daß wir die Vorgeschichte des jeweiligen Ganzen, wie seiner Teile generell vergleichend untersuchen, können wir hier nicht einmal entscheiden, was wir jeweils als ,elementar', als Träger wesentlicher Beziehungen anzusehen haben . . .«
»Jedes konkrete Bewußtsein und jede seiner Teilstrukturen sind . . . . . als Endglieder zu betrachten einer stetig zusammenhängenden Kette von früheren psychophysiologischen Vorgängen, deren jeder die folgenden notwendig bedingt. Schließlich lassen sich für alle Vorgänge und Gebilde des entwickelten menschlichen Bewußtseins im kindlichen, im naturvölkischen, im tierischen Leben Vorstufen geringerer Entwicklungshöhe aufzeigen. Und erst die vergleichende Untersuchung zahlreicher solcher genetischer Querschnitte kann Schritt für Schritt den wirklichen Aufbau und Zusammenhang der einzelnen psychischen Strukturen enthüllen . . .« (F. Krüger, Über Entwicklungspsychologie, Arbeiten zur Entwicklungspsychologie, I. Band, Heft 1, Leipzig 1915, S. 99, 100, 149). Um dieser Forderung Krügers nach einer genetischen Analyse der seelischen Erscheinungen gerecht zu werden, bedienen wir uns einer vergleichenden Methodik. Wir ziehen Ergebnisse geistesgeschichtlicher Forschungsrichtungen, insbesondere der Völkerkunde, heran und suchen sie zu unseren psychopathologischen Beobachtungen in Beziehung zu setzen. Auf Grund dieser **genetisch-vergleichenden Betrachtung** werden wir, um ein allgemeines Ergebnis vorauszunehmen, finden, daß, wie schon Krüger für manche Geistesstörungen vermutete, in der Schizophrenie gewisse geistige Konstanten des entwickelten Bewußtseins — etwa das festumgrenzte Ding- und Ichbewußtsein — zerfallen und durch primitivere Formen des Erlebens — undifferenzierte Gesamtkomplexe u. dgl. — ersetzt sind. — Dabei sind wir uns von vornherein bewußt, mit der vergleichend-genetischen Methode nicht alle Probleme der Schizophrenie lösen zu können. Die Frage nach der Existenz und der Abgrenzung sogenannter spezifischer Erlebnisformen, das Problem der sogenannten primären, »irreduziblen« Erlebnisse (Kronfeld) bleibt ungelöst. Es erscheint uns also keineswegs etwa von vornherein ausgemacht, daß der ganze Umkreis der als spezifisch geltenden Erlebnisse — etwa die »gemachten Gedanken« (Jaspers), — das fehlende Aktivitätsbewußtsein (Berze, Kronfeld) — sich auf primitiv-archaische Erlebnisformen zurückführen lassen müsse. Ferner ist uns natürlich bewußt, daß die Fähigkeit zu einem Denken im Sinne des entwickelten heutigen Kulturmenschen in der Schizophrenie vielfach keineswegs erloschen ist, sondern die mannigfaltigsten Mischungen und Interferenzen primitiverer und entwickelterer Denkweisen zur Beobachtung kommen. Alle diese Probleme und Schwierigkeiten werden wir im Schlußabschnitt über die Grenzen unserer Betrachtungsweise wenigstens

kurz streifen müssen; sie können erst nach Erledigung unseres eigentlichen Themas Berücksichtigung finden.

Unsere eigentliche Aufgabe sehen wir darin, an einem mit Kritik und ohne viel Deutungskünste behandelten Material darzulegen, wie eine große Reihe zunächst ganz unverständlicher Erlebnisformen und Denkweisen schizophrener Kranker durch Vergleich mit archaisch-primitiven Denkweisen verständlich zu machen ist. Insofern es uns um die Klärung abnormer Erlebnisformen zu tun ist, treiben wir Phänomenologie. Insofern wir diese Klärung auf psychogenetischem Wege zu erreichen suchen, treiben wir Entwicklungspsychologie. Unsere Aufgabe ist gelöst, wenn wir gezeigt haben, daß eine **Erweiterung und Vertiefung der phänomenologischen Befunde durch eine entwicklungspsychologische Betrachtungsweise möglich ist.**

Erster Abschnitt.

1. Archaisch-primitive Denkmotive und Erlebnistendenzen in der schizophrenen Motorik.

Im Mittelpunkt unserer Analyse wird für uns das schizophrene Denken stehen, doch dürfen wir uns auf die Analyse der Denkvorgänge nicht allein beschränken. Alles innere Erleben findet einen viel unmittelbareren Ausdruck in Körperbewegungen und Handlungen, als in der Wiederspiegelung durch die Denktätigkeit. Vor aller gedanklichen Verarbeitung und sprachlichen Formulierung finden Gefühlsrichtungen und Tendenzen im Motorischen eine körperliche Ausdrucksform. Wir wollen daher zunächst einen Blick auf die schizophrene Motorik werfen, bevor wir das Denken der Schizophrenen, losgelöst von seinem Handeln, einer isolierenden Betrachtung unterziehen. Allerdings stoßen wir dabei auf große Schwierigkeiten. Sofern sich in schizophrenen Betätigungsweisen überhaupt ein »Sinn« birgt[1] — was in zahlreichen Fällen durchaus unbeweisbar bleibt —, entzieht er sich doch häufig genug unserem einfühlenden Verstehen, weil die Sonderbarkeiten der schizophrenen Motorik sich nicht ohne weiteres zu den uns geläufigen Bewegungs- und Betätigungsarten in Beziehung setzen lassen. Oft, wenn eine Auskunft vom Kranken nicht zu erhalten ist, befindet man sich hier in einer ähnlichen Lage, wie der Tierpsychologe, der auf eine deutende Interpretation der tierischen Bewegungsformen angewiesen ist, wobei er es freilich bei besonderer Einfühlungsfähigkeit, wie etwa die Beobachtungen Köhlers an Schimpansen beweisen, zu Ergebnissen von einem mindestens sehr großen Wahrscheinlichkeitswert bringen kann. Wir werden uns hier, um uns nicht in ein allzu unsicheres Gebiet zu verlieren, auf die Analyse von schizophrenen Bewegungsäußerungen beschränken, deren Verständnis uns in erster Linie durch nachträgliche sprachliche Motivierungen der Kranken vermittelt wurde:

Ein annähernd stuporöser Kranker macht andauernd Drehbewegungen, indem er mit seiner Hand um den Nabel herumfährt. Auf Fragen gibt er die Er-

---

[1] Mit Schilder bin ich der Meinung, daß die Feststellung psychologischer Motivation katatoner Störungen andersgerichtete Erklärungen (Schädigung motorischer Hirnapparate) nicht ausschließt. (Schilder, Selbstbewußtsein und Persönlichkeitsbewußtsein, S. 199, Wahn und Erkenntnis, S. 93.)

klärung ab, er wolle ein Loch machen (wozu?), um in die Freiheit hinauszukommen. Weiteres ist nicht zu erfahren. Nehmen wir an, daß diese Erklärung dem wirklichen Erleben des Kranken während der Ausführung der Bewegungen entspricht[1] — wir haben hier schon deshalb Grund zu dieser Annahme, da eine noch anzuführende andere Handlung desselben Kranken in ähnlicher Weise begründet wird —, so wird man vielleicht zunächst verwundert fragen, was denn der Kranke damit meine, wie er denn denken könne, daß er durch ein Loch seines eigenen Körpers in die Freiheit hinauskommen könne. Wer dagegen mit der Gedankenwelt Schizophrener bekannt ist, wird eine derartige Äußerung nicht ohne weiteres als seltsames Zufallsprodukt ansehen. Die Handlungsweise zeigt vielmehr eine Reihe von Merkmalen, die durchaus als typisch für gewisse Handlungsformen Schizophrener gelten müssen. Zunächst ist ihr Kern ein emotionaler; sie bringt nicht irgend etwas Objektives, einen Tatbestand oder Sachverhalt zum Ausdruck, sondern eine subjektive Tendenz, ein Verlangen. Schon darin gleicht sie gewissen primitiven Ausdrucksfunktionen, z. B. gewissen vorsprachlichen Äußerungen der Tiere, die noch keinerlei gegenständlichen, sondern nur emotionalen Sinn haben, wie etwa dem leisen Kratzen des Hundes an der Tür, das sein Verlangen eingelassen zu werden, anzeigt. Ferner sehen wir, daß der Kranke, um sein Verlangen zum Ausdruck zu bringen, sich einer Art von Gebärdensprache bedient, die den eigenen Körper als Darstellungsmittel benutzt. Man könnte meinen, der Kranke wolle mittels einer Art von symbolischer Andeutung des Erstrebten sein Verlangen der Umgebung mitteilen. Köhler hat an seinen Anthropoiden beobachtet, daß sie das Gewünschte dadurch zum Ausdruck bringen, daß sie es durch Andeutung am eigenen Körper vormachen. So deutete eine Schimpansin die Umarmung, die ihr Herr an ihr vornehmen sollte, dadurch an, daß sie sich ihre Arme um den eigenen Körper legte (Köhler, Zur Psychologie der Schimpansen, Psychologische Forschung, Heft 1, 1921, S. 29). Eine zweite Handlung desselben Kranken hatte offenbar neben anderen noch zu erwähnenden Motiven eine derartige Mitteilungsfunktion: der Kranke biß sich einige Tage nach dem vorhin erwähnten Vorfall ein Fingerglied ab; erst nach Überwindung vieler Sperrungen gab er eine Motivierung. »Durch das Abbeißen des einen Gliedes habe ich die anderen Leute herbeigezogen, um zu zeigen, daß es an einer Stelle fehlt.« Bei weiterem Nachfragen fuhr er dann aber fort: »Ich wollte in die Freiheit; durch das Loch bin ich hinausgeschlüpft, wie ein Käfer.« Aus dieser letzten Äußerung, die sich im wesentlichen mit der im ersten Fall gegebenen Motivierung deckt, ersehen wir, daß die Betätigung des Kranken nicht nur Mitteilungsfunktion hat, sondern bereits die Verwirklichung des Verlangens bedeutet. Einen nur scheinbar fernliegenden Vergleich bieten gewisse primitiv-magische Betätigungen der Naturvölker. Der Kranke treibt eine Art Vorbildzauber, wobei ihm der eigene Körper das Material für die Verwirklichung seines Wunsches bietet. Der Körper hat dabei eine ähnliche Funktion, wie bei gewissen australischen Stämmen, die bei Regenzauberzeremonien Wasser in den Mund nehmen und wieder ausspucken oder mit den Köpfen die Wände einer Hütte durchstoßen und damit den Durch-

---

[1] Wie wir bei der Erörterung des komplexen Denkens noch genauer sehen werden, sind derartige Vorstellungen dem Kranken nicht als klar umgrenzte gedankliche Inhalte, sondern als vage und diffuse Gebilde gegeben, die ganz verschiedenartige, oft nur unklar anklingende Vorstellungsbruchstücke umschließen können.

tritt des Regens durch die Wolken zu erzielen meinen (vgl. Heinz Werner, Die Ursprünge der Metapher, Arbeiten zur Entwicklungspsychologie von F. Krüger, 3. Heft, Leipzig 1919, S. 57). — Damit ist die Deutung dieser Handlung allerdings nicht beendet. Warum ist es im ersten Fall gerade der Nabel, durch den der Kranke hinausschlüpfen will? Hat im zweiten Fall die Rede vom Glied nicht vielleicht eine sexuelle Nebenbedeutung? Offenbar sind bei dem Kranken, wie auf Grund seiner auch sonst auffallenden, weiblich-homosexuellen Einstellung mit ziemlicher Sicherheit gesagt werden kann, bei Ausführung der Handlung noch allerlei primitiv-sexuelle Vorstellungen, wie die von einer Nabelgeburt u. dgl. mit im Spiele gewesen. Es mag sein, daß mit dem Ausdruck: Hinauskommen in die Freiheit nicht nur das Verlassen der Klinik gemeint war, sondern auch die unklare Vorstellung von einer Befreiung aus dem Mutterleib mit anklang. Doch haben wir darüber nichts absolut Sicheres erfahren können. Nun gab uns der Kranke jedoch für das Abbeißen des Fingers noch eine weitere Motivierung. Er äußerte, daß er damit eine Schuld gesühnt habe, die er vor vielen tausend Jahren bei den Chinesen begangen habe (möglicherweise meinte er einen Inzest; das Gliedabbeißen wäre dann eine Kastration zur Sühnung desselben — ich versäumte leider, danach zu fragen). Aus diesen Andeutungen ergab sich, daß dem Kranken die Idee der Wiederverkörperung eine durchaus selbstverständliche Tatsache war — eine Beobachtung, die wir bei Schizophrenen nicht selten machen können. Damit stoßen wir wieder auf einen dem primitiven Denken naheliegenden Gedankenkomplex: den der Reinkarnation. Die Geburt bedeutet beim Primitiven fast allgemein nur das Wiedererscheinen einer bestimmten schon dagewesenen Individualität. »Die Zahl der Individuen, der Namen, der Seelen ist im Clan begrenzt, und das Leben desselben ist nur eine Summe von Toden und von Wiedergeburten stets miteinander identischer Individuen« (Levy-Brühl, Das Denken der Naturvölker, übersetzt von Jerusalem 1921, S. 304).

Noch eine weitere Auskunft, die uns der Kranke in derselben Unterhaltung auf die Frage gab, warum er sich mehrfach in auffälliger Weise aus dem Bett habe fallen lassen, verdient unsere Beachtung: »Um die Welt in Umwälzung zu bringen, daß das Rad seinen Schwung erhalte.« Auch diese Motivierung darf als typisch für viele Schizophreniefälle gelten. Wieder werden wir an das magische Denken der Primitiven erinnert: ein Priesterkönig auf Neuguinea darf sich nicht bewegen und muß sogar sitzend schlafen, um so für einen gleichmäßigen Zustand der Atmosphäre zu sorgen. Dabei liegt, wie noch näher zu zeigen sein wird, die Idee zugrunde, daß das eigene Körpergeschehen magisch ins Kosmische wirkt, ja im Grunde mit dem kosmischen Geschehen identisch ist.

Wir sind also bei der Analyse der Handlungsformen unseres Kranken auf eine Fülle von eigenartigen Denkmotiven und Tendenzen gestoßen (Vorbildzauber, Identifizierung mit dem Kosmos, Reinkarnation, primitive Sexualsymbolik), die alle das Gemeinsame haben, daß sie einer primitiven Denkstufe angehören. Doch erhebt sich hier vielleicht ein methodologischer Einwand: Können denn alle diese untereinander durchaus heterogenen Motive an dem Aufbau einer oder weniger anscheinend so unkomplizierter Handlungen beteiligt sein? Dies ist allerdings so lange schwer begreiflich, als man der Meinung ist, daß eine Mehrheit von Motiven und Vorstellungsinhalten dem Schizophrenen als eine Reihe isolierter Einzelinhalte gegeben sein müsse. Nach den

Beschreibungen unserer Kranken sind jedoch die zusammentretenden Einzelvorstellungen bei ihnen zu **komplexen Gesamtqualitäten** zusammengeschlossen. An Stelle relativ gegliederter Einzelinhalte finden sich im Bewußtsein der Kranken lediglich ungegliederte diffuse, weniger vorstellungsmäßig als gefühlsartig gegebene Gesamteindrücke. Oft sind nur dunkel anklingende Vorstellungsbruchstücke gegeben oder gar nur bloße »Richtungen« auf irgendwelche Inhalte, die selbst gar nicht ins Bewußtsein fallen[1]). Damit stoßen wir auf ein besonderes Merkmal des schizophrenen Gegenstandsbewußtseins, das in gleicher Weise für die Struktur des Gegenstandsbewußtseins der Primitiven und gewisser Tiergruppen charakteristisch ist. Wir werden auf dieses Strukturmerkmal der sogenannten »Komplexqualitäten« noch zurückkommen.

2. Die entwicklungspsychologisch primitiveren Strukturverhältnisse des Gegenstandsbewußtseins der Schizophrenen.

Wir wenden uns der Analyse des **schizophrenen Denkens**[2]) zu.

Als ein wesentliches Merkmal des schizophrenen Denkens ist insbesondere von Bleuler die reiche Verwendung von Bildern und Symbolen hervorgehoben worden (Bleuler: »Dementia praecox oder Gruppe der Schizophrenien«, insbesondere S. 349ff.). Bleuler bringt charakteristische Beispiele: Die Kranken sprechen von Feuer und Gebranntwerden, wenn sie ihre Liebesgefühle zum Ausdruck bringen wollen, sie nennen ihr Schicksal eine schwarze Wolke, die auf sie zukommt u. dgl. Wir fanden bei unseren Kranken immer wieder, daß geistige Geschehnisse wie Vorgänge von leibhaftiger **Anschaulichkeit** geschildert werden. Eine Kranke spricht von einem »Haufen Wahrheit«, eine andere von einer »Idee«, die »kleiner als ein Floh« sei. Die letztere Kranke bezeichnet ihren Willen als »Funken«, ihre Gedankengänge als »Fäden« usw.

Nun ist es vielleicht der hervorstechendste Zug des primitiven Denkens, daß statt abstrakter Begriffe die »**vollen konkreten Bilder**« verwendet werden. »Das Denken der Primitiven arbeitet mit dem unzerlegten Gesamteindruck der Erscheinungen.« »Sie denken in vollen konkreten Bildern, wie sie die Wirklichkeit darbietet« (Thurnwald: Psychologie des Totemismus, Antropos 1917/18 und 1919/20). Daher der Reichtum an Bezeichnungen für anschauliche Einzelheiten (z. B. für die verschiedenen Arten des Gehens), in der Sprache vieler Naturvölker, daher die bildhaft-konkreten Vorstellungen von den Naturzusammenhängen bei den primitiven Völkern, so die Vorstellungen von Kräften, die in den Dingen wirken, durch sie hindurchziehen und auf andere Dinge ausstrahlen. Offenbar sind diese in die Dinge hineinverlegten Kraftbeziehungen aus den Erfahrungen der eigenen Körperlichkeit, d. h. aus den die eigenen Willensvorgänge begleitenden sinnlichen Körperempfindungen gewonnen.

Hier ist noch daran zu erinnern, daß unsere Zahlenvorstellungen aus anschaulichen Fundamenten herausgewachsen sind. Das Wort fünf geht auf das Sanskritwort pentscha = Hand zurück, die römische Ziffer V malt die Hand,

---

[1]) Vgl. dazu Reiss: Zur Analyse der schizophrenen Denkstörung. (Zentralblatt f. d. ges. Neurologie u. Psychiatrie, Referate Bd. 25).
[2]) Denken ist hier nicht in seiner spezifischen Bedeutung als rationale Tätigkeit, sondern in dem allgemeinen Sinne jedweder Erfassung und Verarbeitung des Gegenständlichen gemeint.

X die Doppelhand (Tylor, zitiert bei Fröbes, Lehrbuch der experimentellen Psychologie, 2. Band, S. 189). Wertheimer hat für die Zahlenauffassung der Naturvölker gezeigt, daß der Primitive vielfach an Stelle unserer abstrakten Zahlen anschauliche Gruppengebilde hat, wie wir sie noch in Ausdrücken, wie Paar, Haufe, Trupp usw. kennen (Wertheimer, Das Denken der Naturvölker, Zeitschrift für Psychologie, Band 60). Ein Kind, dem an beide Ohren je ein Kirschenpaar gehängt wird, weiß auch häufig, wenn es nach der Gesamtzahl gefragt wird, diese nicht abstrakt zahlenmäßig anzugeben, und antwortet etwa, »hier ein Paar und dort ein Paar«, (Bühler, Die geistige Entwicklung des Kindes, 2. Aufl., 1921, S. 195), nimmt also zu anschaulichen Gruppengebilden seine Zuflucht. Die anschaulichen Gruppengebilde der Primitiven können, analog wie unser »Paar«, nur auf gleichartige Dinge Anwendung finden, nur in einem umgrenzten Anschauungsbereich verwendet werden (drei Boote und zwei des anderen Stammes sind für den Primitiven nur unter Umständen fünf, z. B. bei gemeinsamer Kriegsfahrt). Es handelt sich bei diesen anschaulichen Gruppengebilden um »begriffsanaloge« Bildungen (Wertheimer), die sich von unseren logischen Begriffen dadurch unterscheiden, daß ihnen der denktechnische Vorteil der letzteren, die unbegrenzte Übertragungsfähigkeit auf jeden beliebigen Gegenstandsbereich abgeht. Diese Gestalt- und Gruppenbildungen vertreten auf primitiver Stufe vielfach die Stelle unserer logisch kategorialen Strukturen. Auf eine besondere Form solcher Gestaltauffassung, die Komplexqualitäten werden wir noch zurückkommen.

Den sinnlich bildhaften Charakter der archaisch-primitiven Denkweisen hat man schon lange erkannt und hervorgehoben. Der junge Schelling betont bereits in seinem 1792—97 geschriebenen Aufsatz »Über Mythen, historische Sagen und Philosopheme der ältesten Welt«, daß die »älteste Sprache der Welt keine anderen als sinnliche Bezeichnungen der Begriffe kannte.« »Die Sinnlichkeit aber versteht sich nicht auf Abstraktionen und tote Begriffe, alles muß ihr als einzelnes Bild lebendig erscheinen.« Die »versinnlichte« Darstellung der Ideen in den Mythen war »nicht Werk der Kunst, sondern Werk des Bedürfnisses«. Insbesonders Psychisches konnte nur als Bild zum Ausdruck kommen. Der Mensch dieser frühen Entwicklungsstufe hatte für »Gegenstände des inneren Sinns« keine Bezeichnungen als solche, die von »Gegenständen des äußeren Sinnes« hergenommen waren. Erleichtert wurde diese Übersetzung ins Anschauliche wie Schelling meint, durch die lebhaften Körperempfindungen, die beim unentwickelten Menschen dessen seelische Zustände begleiten. »Der Mensch freut sich, sein Herz wird weit . . . . . . er zürnt, seine Nase schnaubt, er begehrt einen Gegenstand, sein Herz neigt sich zu ihm hin.« Schelling hat gemeint, daß die Nötigung zu diesem bildhaften Denken auf jener Stufe in der unvollkommen entwickelten Abstraktionsfähigkeit gegeben war. Er meint, daß jene Menschen »ihre Ideen nicht vollkommen entwickelt sich zu denken imstande waren«, »daß ihr Mangel an vollkommen entwickelten Begriffen, an festen Grundsätzen, an Zeichen abstrakter Vorstellungen« sie nötigte, »das Dunkel ihrer Vorstellungen, das Geheime ihrer Ahnungen durch das Licht einer sinnlichen Darstellung aufzuhellen«.

Es scheint, daß die Bildung anschaulicher Vorstellungen im Gegensatz zur begrifflichen Zerlegung der Erscheinungen auch ontogenetisch ein Charakteristikum einer primitiveren intellektuellen Stufe ist.

In diesem Zusammenhang ist an die sogenannten »Anschauungsbilder« zu erinnern, um deren Erkenntnis sich die Marburger psychologische Schule unter der Leitung von Jaensch in den letzten Jahren besonders verdient gemacht hat. Darunter sind gewisse Vorstellungsbilder von halluzinatorischer Deutlichkeit zu verstehen, die als Phantasie- oder als Erinnerungsbilder auftreten können. Die Anschauungsbilder finden sich überwiegend bei Jugendlichen, während sie im vorgeschrittenen Alter abklingen und vielfach ganz verschwinden. Unter den Erwachsenen sind es nur einzelne Individuen, die einem besonderen »eidetischen« Typus angehören, darunter offenbar manche Dichter und Künstler, bei denen die Anschauungsbilder bestehen bleiben. Sie sind, wie es scheint, von nicht geringer Bedeutung für den dichterischen Schaffensprozeß. Die beim Erwachsenen im allgemeinen verloren gegangene Erlebnisklasse der Anschauungsbilder repräsentiert nach den Untersuchungen Jaenschs eine primitivere Stufe des intellektuellen Lebens. (Vgl. die Arbeiten von Jaensch, Paula Busse u. a. in der Zeitschrift für Psychologie, sowie die Arbeit von Kroh: Eidetiker unter deutschen Dichtern, ebenda Bd. 85, S. 25.) Doch kehren wir zu unseren Kranken zurück.

Man könnte denken, es handle sich in den anschaulich-plastischen Redewendungen, in denen unsere Kranken geistige Vorgänge schildern, nur um metaphorische Umschreibungen des seelisch Erlebten mit Hilfe von Worten, die im allgemeinen zur Kennzeichnung von Vorgängen der Körperwelt dienen. Auch wir bedienen uns ja bei der Beschreibung seelischer Eigenschaften und Vorgänge vielfach metaphorischer Wendungen. So gebrauchen wir, wie Klages einmal ausführt, Wendungen, die Räumliches ausdrücken, z. B. in den Worten: »großprahlerisch, kleinmütig, hochherzig, niedrig, tiefer, weiter, enger Horizont, oberflächlich, offen, verschlossen.« Stoffliche Bezeichnungen gebrauchen wir in den Ausdrücken wie: »schwerfällig, leichtsinnig, fest, weich, stark, geschmeidig«, andererseits bezeichnen Worte wie: »heiter, trocken, finster« Atmosphärisches, wieder andere beziehen sich auf Optisches: (»Einsicht, heller Kopf«), auf Akustisches (verstimmt), auf Geschmack (erbittert), Getast (rauh), Temperatur (heißblütig, kalt) oder auf Tätigkeiten (»Begriff« von Betasten, Begreifen). (Klages: Vom Wesen des Bewußtseins, 1921.)

Aber während uns, wenn wir uns derartiger metaphorischer Wendungen bedienen, überhaupt keinerlei entsprechende Bilder vorzuschweben brauchen, stehen die anschaulichen Vorstellungen für den Schizophrenen offenbar im Zentrum seines Bewußtseins. Vielfach ersetzen sie geradezu die abstrakten, unanschaulichen Elemente des gewöhnlichen Denkens.

In unserem Denken dagegen spielen, wenn wir von den Bildern und Metaphern der Poesie absehen, die für uns immer nur Gleichnischarakter haben, die anschaulichen Momente meist nur die Rolle von Hilfen und Stützpunkten des mehr oder minder abstrakten Denkprozesses. Bilder treten vielfach erst auf, wenn der Denkprozeß stockt und wenn die Gedankenentwicklung gehemmt ist (vgl. den Aufsatz von Schilder, über »Gedankenentwicklung«, Zeitschrift für die gesamte Neurologie und Psychiatrie, Bd. 59).

Jedoch in Zuständen herabgeminderter Denktätigkeit, z. B. beim Einschlafen, können auch wir unmittelbar das Hinübergleiten unseres Gedankenablaufs in bildhafte Vorstellungsketten erleben.

Silberer berichtet, wie er, dem Einschlafen nahe, über das Wesen der transsubjektiv gültigen Urteile nachdenkt, da sieht er einen mächtigen Kreis oder eine große durchsichtige Sphäre in der Luft schweben, in die alle Menschen mit ihren Köpfen hineinragen. Die Deutung ist leicht: Da die Gültigkeit der in Frage kommenden Urteile alle Menschen betrifft, so geht der Kreis durch alle Köpfe. Nicht nur Gedankeninhalte, auch psychische Vorgänge und Funktionsweisen können eine »symbolische Darstellung« in Bildern finden, ja auch der gerade vorhandene Leibzustand kann sich im Bild wiederspiegeln. Silberer zeigt das wiederum an hypnagogen Visionen. Er will in der Schlaftrunkenheit eine Idee entwickeln, statt aber weiter zu kommen, verliert er sich immer mehr; da sieht er sich einen Abhang hinaufsteigen, aber immer wieder auf dem Geröll zurückrutschen (Silberer, Über die Symbolbildung, Jahrbuch f. psychoanalyt. Forschung III).

Die Ausdrücke Symbole oder Metaphern, die wir in derartigen Fällen anzuwenden pflegen, sind nun aber zur Kennzeichnung des schizophrenen Erlebens nur mit großer Zurückhaltung zu verwenden. Wir dürfen diese symbolischen Bilder der Schizophrenen nicht ohne weiteres mit symbolischen Vorstellungen gleichsetzen, wie wir sie aus der Normalpsychologie, z. B. bei experimentellen Lernversuchen kennen. Da treten, wie besonders G. E. Müller gezeigt hat, etwa beim Reproduzieren von visuell dargebotenen Zahlkomplexen symbolische Komplexbilder auf, die die Eindringlichkeitsverhältnisse der Komplexbestandteile, oder den Grad der Leichtigkeit ihrer Zusammenfassung veranschaulichen, bei besonderer Eindringlichkeit des Mittelgliedes eines dreistelligen Komplexes erscheint etwa das Vorstellungsbild eines Dreiecks (G. E. Müller: Zur Analyse der Gedächtnistätigkeit und des Vorstellungsverlaufs, 3. Teil, S. 385f.). Derartige symbolische Komplexbilder, die unter Umständen bei der Reproduktion der eigentlichen Komplexe eine wertvolle Hilfe leisten, werden von den Versuchspersonen immer nur als Repräsentanten der letzteren angesehen. Die anschaulichen Schemata, die uns als Stützen des Denkprozesses dienen können, gelten uns immer nur als symbolische Veranschaulichungen. Im schizophrenen Denken dagegen haben die Bilder nicht nur Darstellungsfunktion, wir dürfen vielmehr annehmen, daß das Bewußtsein eines Ersatzes oder einer Vertretung des Gedankens durch ein Bild oder das Bewußtsein einer gleichnismäßigen Übertragung durchaus fehlen kann[1]). Die gesamte Begriffsbildung der Schizophrenen ist viel stärker mit Anschauungsgehalt durchtränkt, als es der Begriffsbildung des gewöhnlichen Denkens entspricht. Darin liegt, wie wir sahen, einer der wesentlichsten Unterschiede der Begriffsbildung des entwickelten Denkens und derjenigen auf primitiver Geistesstufe, daß sich unsere entwickelten Begriffe von der anschaulichen Grundlage, aus der sie herausgewachsen sind, weitgehend abgelöst haben. In unseren Begriffen sind neben den anschaulichen Fundamenten mehr oder weniger ab-

---

[1]) Mit Schilder werden wir daher besser von »symbolähnlichen Vorstellungen« sprechen, worunter Bilder zu verstehen sind, deren Bedeutung nicht bewußt wird, nur erschlossen werden kann. In den symbolähnlichen Bildern liegt, wie Schilder ausführt, »der Keim zum Zerfall in Bild und Bedeutung«. (Schilder und Weidner: Über symbolähnliche Vorstellungen im Rahmen der Schizophrenie, Zeitschr. f. die ges. Neurologie und Psychiatrie 1914, 26.)

strakte Wissens- und Urteilsdispositionen enthalten. Mit dem Begriffswort Säugetier z. B. sind nicht nur die Vorstellungen von allerhand Tiergestalten assoziativ verbunden, sondern, was viel wichtiger ist, ein reicher mehr oder weniger systematisch geordneter Komplex von Urteilsdispositionen, aus dem uns je nach dem Zusammenhang bald dieses, bald jenes Urteil . . . . zur Verfügung steht (Bühler, Die geistige Entwicklung des Kindes, 2. Aufl. 1921, S. 365). Derartige Begriffe umfassen ein so heterogenes Anschauungsmaterial (der Begriff Säugetier umschließt den Walfisch ebenso wie die Spitzmaus), daß der Inhalt solcher Begriffe durch Bilder immer nur andeutungsweise gegeben ist, und nur Vorstellungen von großer »funktioneller Unbestimmtheit« den gesamten Begriffsumfang wiederzuspiegeln vermögen, (zu dem Ausdruck Vorstellungen von funktioneller Unbestimmtheit vergleiche G. E. Müller, Zur Analyse der Gedächtnistätigkeit und des Vorstellungsverlaufs, 3. Teil, § 130). Im begrifflichen Denken des Kindes dagegen treten die abstrakten Erkenntnisse von Beziehungen und Zusammenhängen, von naheliegenden Zweckzusammenhängen abgesehen, noch ganz zurück hinter den anschaulichen Vorstellungsinhalten. So antwortet ein fünfjähriges Mädchen auf die Frage, was ist ein Wagen, in den Versuchen Binets: Männer steigen ein, man gibt dem Pferd einen Schlag mit der Peitsche und dann läuft das Pferd (zitiert bei Bühler, a. a. O., S. 406).

Dieses Beispiel zeigt, nach welchen Momenten die Begriffsbildung auf primitiver Stufe sich orientiert. Es sind besonders eindrucksvolle Anschauungsmerkmale, die für die primitive Begriffsbildung leitend sind. Da das Bewußtsein von Relationen, wie Ähnlichkeit und Verschiedenheit, noch ganz unentwickelt ist, so kann das Kind Dinge, die eine vage, anschauliche Zusammengehörigkeit zeigen, wenn sie nur ein besonders eindrucksvolles, gemeinsames Merkmal enthalten, zu einem Begriff zusammenschließen. Wenn sich ihm die Beweglichkeit als Hauptmerkmal der Tiere einmal aufgedrängt hat, so kann es eine Wanduhr, wegen des hin- und hergehenden Pendels zu den Tieren rechnen, (Messer, Psychologie, 1914, S. 198).

Auch die Begriffsbildung der Schizophrenen ist vorwiegend an den anschaulichen und affektiv wirksamen Eindruck gebunden. Das Bewußtsein von Beziehungen und Relationen tritt ganz zurück, ein einziges gemeinsames eindrucksvolles Merkmal genügt, die heterogensten Vorstellungen zusammenzuschließen. So kann unter Umständen eine Türöffnung als das Maul eines Ungeheuers bezeichnet werden. Eine an ängstlichen Verfolgungsgedanken leidende Schizophrene meint mit angstvollem Blick auf die sich bewegende Tür: »Da fressen mich die Türen.« Das ist nicht etwa nur eine Metapher. Die angstvolle, affektive Einstellung der Kranken auf alle bedrohlich aussehenden Bewegungsvorgänge der Umgebung veranlaßt die Einbeziehung des harmlosen Vorgangs der Türöffnung unter den Leitbegriff: »Fressen«.

Dieselbe Art der Orientierung nach den besonders eindrucksvollen Anschauungsmerkmalen, die für die schizophrene Begriffsbildung so charakteristisch ist, findet sich auch in dem komplexhaften Denken der Primitiven[1]. Die Melanesier auf Neuguinea drücken den Begriff des Sich-Schämens

---

[1] Das kleine Kind, dessen Dingvorstellungen noch wenig entwickelt sind, ist unter Umständen so stark vom anschaulich-komplexen Gesamteindruck abhängig, daß schon eine geringe Veränderung des Gesamtbildes ein Wiedererkennen gleichbleibender Teilmomente

dadurch aus, daß sie sagen: »Die Stirne beißt mich.« Ähnlich wird von dem Bantuneger: »Das Herz hängt fest in den Rippen«, als Ausdruck des Mutes gebraucht, u. dgl. m. (Werner, Die Ursprünge der Metapher, 1919, S. 11). Von außen gesehen mögen derartige Körperzustandsmetaphern als symbolische Umschreibungen von Gefühlserlebnissen erscheinen, für den Primitiven ist jedoch, wie Werner ausführt, mit diesen Begriffen durchaus nicht notwendig das Bewußtsein einer gleichnismäßigen Übertragung gegeben. Gefühle und Körperempfindungen bilden vielmehr für den Primitiven eine untrennbare Einheit, einen Gesamtkomplex, in dem die Empfindungsbestandteile als besonders eindrucksvolle, anschauliche Momente des Gesamterlebnisses gegenüber den unselbständigen, schwer faßbaren Gefühlen prävalieren. Die sinnliche Empfindung des Blutandrangs ist in dem obigen Beispiel des Sich-Schämens der wesentliche Träger eines Komplexes, der gleichermaßen Gefühl und Empfindung umschließt (Werner, a. a. O., S. 14). Ähnlich ist es zu verstehen, wenn von den Primitiven ein noch unbekannter Gegenstand, wie ein Regenschirm als Fledermaus bezeichnet wird. Der Träger des Gesamtkomplexes ist hier die Aufspannbewegung, mit der infolge einer vagen Ähnlichkeit die Flugbewegung der Fledermaus identifiziert wird (Werner, a. a. O., S. 18).

Ein weiteres Merkmal der schizophrenen Begriffsbildung, das mit dem eben erörterten in naher Beziehung steht, ist die **unbestimmte Art der Umgrenzung und Sonderung ihrer Bewußtseinsinhalte**. Ein 24jähriger schizophrener Lehrer klagt: »Meine Gedanken sind so verschwommen, da schwankt alles, da gibt es gar nichts festes mehr, sie sind so unklar, gefühlsmäßig, alles verschwimmt und wird zu etwas anderem, es ist wie im Traum, man kann nichts festhalten.« So geben uns unsere Kranken oft Beschreibungen ihres Erlebens, die in ähnlichen Ausdrücken (unklar, gefühlsmäßig, verschwommen, schwankend usw.), das Erleben als **unscharf umrissen, fluktuierend und undifferenziert** kennzeichnen. Nun sind undifferenzierte, anschauliche Erlebnisformen, die den so gekennzeichneten entsprechen, im unentwickelten Seelenleben durchaus nichts Ungewöhnliches. H. Volkelt hat in seiner Arbeit über die Vorstellungen der Tiere (Arbeiten zur Entwicklungspsychologie, herausgegeben von Krüger, 1914) zum mindesten wahrscheinlich gemacht, daß die Vorstellungen mancher Tiergruppen (z. B. der Spinnen), nicht dinghafter Art sind. Es fehlen ihren Wahrnehmungen und Vorstellungen die Charaktere der Dinghaftigkeit, die Abgegrenztheit, Zusammengeschlossenheit und Gliederung, kurz die Geformtheit; sie sind ungeformt, relativ strukturlos und diffus, »gefühlsartig«[1]. Phänomenologisch sind sie als besondere Formen der sogenannten Gestaltqualitäten anzusehen. Mit dem Ausdruck Gestaltqualitäten bezeichnete Ehrenfels Gebilde, die nicht in ihren Teilen, wohl aber als Ganzheiten übereinstimmen (ähnliche geometrische Figuren, transponierbare Melodien).

---

aufhebt. Wenn die Mutter ein anderes Kleid anhat oder an einer anderen Stelle des Zimmers steht, wird sie unter Umständen nicht wiedererkannt. (Vgl. Bühler: Die geistige Entwicklung des Kindes, 2. Auflage, S. 28.)

[1] Volkelt nennt den Bewußtseinsinhalt dieser Tiergruppen »gefühlsartig«, da er nicht mehr in eine »objektive« und »subjektive« Seite zerfällt, sondern die Vorstellungsseite sich durch nichts mehr von einem gefühlsartigen Zustand unterscheidet. (Volkelt, a. a. O., S. 92.)

Für die unbegrenzten, diffusen Gesamterlebnisse des tierischen Bewußtseins verwendet Volkelt im Anschluß an Krüger den Ausdruck »Komplexqualitäten«. Der entwickelte Mensch erlebt derartige ungegliederte Gesamtkomplexe am häufigsten noch auf dem Gebiet der »Gefühlsempfindungen«. Man denke etwa an das diffuse Verschmolzensein körperlicher und gefühlsmäßiger Momente beim Frieren. Auf der Vorstellungsseite unseres Bewußtseins erleben wir derartige undifferenzierte Gesamtkomplexe im allgemeinen nur am Rande unseres Blickfeldes. So nehmen wir etwa die Dinge an der Peripherie unseres Gesichtsfeldes als schattenhafte Farbkomplexe wahr, aus denen erst, wenn wir uns ihnen zuwenden, Dinge hervorspringen. Ferner erleben wir derartige, undifferenzierte Gesamteindruckskomplexe im Augenblick eines plötzlichen Überwältigtseins durch einen neuen ungewohnten Eindruck, den wir nicht sogleich zu analysieren vermögen, z. B., wenn wir beim Betreten eines Festsaals von Lichterglanz und Stimmenlärm und vom Anblick wogender Menschenmengen ganz »betäubt« sind. Volkelt hat nun zu zeigen versucht, daß solche gefühlsartigen Komplexqualitäten bei gewissen Tiergruppen dominieren, während die dinghaften Zusammenfassungen bei ihnen noch gar nicht oder nur wenig ausgebildet sind. Das Gleiche gilt noch für manche primitive Stämme[1]). Die Erlebnisse tragen bei ihnen im wesentlichen den Charakter von »psychischen Amalgamen« (Werner), wie wir dies bereits an den Beispielen der Verschmelzung von Gefühl und Körperempfindung sahen.

Die große Bedeutung, die den Komplexqualitäten im schizophrenen Denken zukommt[2]), wird noch deutlicher, wenn wir nunmehr zeigen werden, daß die Freudschen Mechanismen der Verdichtung und Verschiebung ein derartiges, komplexes Denken zur Grundlage haben. Im Grunde sind jene Ausdrücke überhaupt nur vom Gesichtspunkt des entwickelten Denkens aus sinnvoll. Wenn anstatt isolierbarer Einzelbestandteile vorwiegend unanalysierte anschauliche Gesamtkomplexe erlebt werden, so können ganz heterogene Bildstücke zu einer Anschauungseinheit verschmolzen sein, ohne daß ihre Zugehörigkeit zu verschiedenen Dingen ins Bewußtsein fällt (Verdichtung). Es kann ferner ein Bildbestandteil zum Träger des Gesamtkomplexes werden und diesem die Bezeichnung geben (Verschiebung). Einige konkrete Beispiele von schizophrenen und primitiven Verschiebungen und Verdichtungen werden die gemeinsame Grundlage im komplexen Denken deutlicher hervortreten lassen: Wir können auf die Mischgebilde aus menschlichen und tierischen Bestandteilen hinweisen, wie sie in Zeichnungen und Halluzinationen Schizophrener nicht selten vorkommen (vgl. die Arbeiten von Zingerle und Bertschinger), und sie mit den theriomorphen Götterdarstellungen primitiver und antiker Völker in Zusammenhang bringen. Derartige aus heterogenen Bildbruchstücken zusammengefügten Gesamtkomplexe können durchaus als Anschauungseinheiten konzipiert und gefühlt werden. Eine unserer schizophrenen Kranken schildert

---

[1]) Auch die Kinderpsychologen sprechen jetzt von einem »Urzustand ungeformter Eindruckskomplexe«. (Bühler: Die geistige Entwicklung des Kindes, 2. Auflage, S. 397.)

[2]) Vgl. dazu die Arbeit von Reiss: Zur Analyse der schizophrenen Denkstörung. R. zeigt an akuten Krankheitsfällen, wie an die Stelle klar umgrenzter Gedanken ein »wogendes Chaos« vage anklingender Vorstellungsbruchstücke tritt.

die Zerstörung ihres Lebenstriebes bald als Absterben eines Lebensbaumes, bald als Zerstückelung einer Schlange, bald als Zerfall eines großen Sternbildes, wobei sie Bruchstücke aus der einen Bildgruppe mit denen aus anderen fortwährend vermengt. Alle diese Bilder fließen für sie zu einem unanalysierten Totalkomplex zusammen. — Ein treffendes Beispiel der Verschiebung führt Werner an:

In einem Kriegsruf der Neuseeländer ist von den gebogenen Rudern ihrer Feinde die Rede; damit wird auf den hinterlistigen Charakter der Feinde angespielt. Das Merkmal des Krummen wird durch eine Verschiebung vom Charakter der Feinde auf einen anderen Teil des Gesamtbildes, auf die Ruder, übertragen. Zufällig läßt sich aus dem Gebiet des Traumlebens ein ganz analoges Beispiel anführen; es stammt aus Kräpelins Arbeit über die Traumsprache. Es lautet: »Der gerade Direktor, ein krummer Schriftsteller«, d. h. zurückübersetzt in die gewöhnliche Sprache, er schreibt anders, als man erwarten sollte. Hier ist in umgekehrter Richtung wie in dem vorigen Beispiel die Eigenschaft der hinterhältigen Schreibweise auf die Person übertragen.

Wenn wir uns derartige Vorgänge mit dem Begriff Übertragung verständlich machen, so entspricht dies der Eigenart unseres Denkens, nicht aber derjenigen der Primitiven. Denn in ihren Komplexen sind die Einzelmerkmale nicht Teilqualitäten, die sich innerhalb des Gesamtkomplexes verschieben ließen, vielmehr klingt in jedem Teil die Gesamtheit mit, so daß jeder Teil unter Umständen Träger des Gesamtkomplexes werden kann. »Das hervorgehobene Merkmal (der Krummheit), — so bemerkt Werner zu dem obigen Beispiel —, stellt nicht nur eine Eigenschaft des Menschen dar, sondern ist kraft jener Komplexivität ein Merkmal des gesamten Komplexes (rudernde Menschen), der sozusagen jeden Teil des totalen Gebildes homogen durchdringt. Im tiefsten Grund ist jene Verschiebung einer Eigenschaft vom Menschen auf den Gegenstand eigentlich nur eine scheinbare, da eben das Merkzeichen eines Teiles geradezu Eigentum der gesamten psychischen Einheit ist« (Werner, Die Ursprünge der Metapher, S. 182). Die Trennung von Teil und Ganzem im Sinne der aristotelischen Logik hat für die primitive Psyche ebensowenig unumschränkte Geltung, wie, worauf noch zurückzukommen sein wird, der Satz der Identität und des Widerspruchs. In ganz analoger Weise sind die Verschiebungen und Verdichtungen der Schizophrenen zu verstehen. Sie haben ihre Grundlage im anschaulich-komplexhaften Denken, das beim Schizophrenen das logisch-rationale Denken mehr oder weniger weitgehend ersetzt hat.

Bekanntlich hat Freud das Zustandekommen von Verschiebungen und Verdichtungen auf affektive Tendenzen und Strebungen zurückgeführt. So soll etwa das Auftreten von Mischpersonen im Traum eine bestimmte affektive Einstellung des Träumers zu der betreffenden Person zum Ausdruck bringen.

Freud erzählt einmal von einem Traum, in dem er einen Kollegen, der ihm am Vortage eine unangenehme Mitteilung gemacht hat, die er nicht wahr haben wollte, mit verändertem Gesicht gesehen habe; das Gesicht war das eines Onkels von Freud, der in der Familie als ein Schwachkopf gegolten hatte. Der Traum versinnbildlicht also den Wunschgedanken, wäre jener Kollege doch ein Schwachkopf, dann könnte ich doch mit Recht annehmen, daß seine Mitteilung unwahr ist. Der Traum stellt diesen Wunschgedanken in einem anschaulichen Bild dar. An die Stelle des Begriffs Schwachkopf stellt er die Person, die diesen

Begriffskreis repräsentiert. Anstatt zu sagen: Dieser Mann ist ein Dummkopf, verdichtet er zwei Bilder zu einem einzigen, in dem Elemente aus beiden Bildern sich vereinen.

Ähnliches finden wir nun vielfach bei unseren Kranken. Es kommen z. B. bei weiblichen Kranken scheinbare »Verkennungen« vor, in dem Sinn, daß von ihnen einer der Ärzte mit ihrem Vater oder einem Geliebten zusammengeworfen wird. Bei genauerer Befragung erklären die Kranken, daß der Arzt Bestandteile jener Personen, etwa die Augen von jenen, oder das gesamte Gebaren jener, an sich habe, oder sie lassen durchblicken, daß es ihre gleichartigen Gefühlsbeziehungen zu allen diesen Personen sind, die diese Verdichtung bewirkt haben. Nicht selten läßt sich zeigen, daß das gemeinsame anschauliche Element (z. B. eine gewisse Gebärde), das die Verschmelzung zweier Personen bewirkt, ursprünglich Teilmoment eines besonders eindrucksvollen Erlebnisses war. Vermöge dieser affektiven Wertigkeit prävaliert es bei der Komplexbildung, wird es zum leitenden Element der Verdichtung[1]).

Wie in dem letzten Beispiel die verschiedensten Personen, wenn sie nur etwa Objekte der gleichen Gefühlsbeziehungen der Kranken sind, von diesen zu einer Einheit verschmolzen werden können, so kann andererseits eine einzelne Person für die Kranken in eine Mehrheit disparater Bedeutungen zerfallen. Dieselbe Person schillert je nach der gerade vorherrschenden affektiven Einstellung der Kranken in den verschiedensten Bedeutungen. Wir sahen das besonders schön an einer jungen Kranken, die in katathymer Ablehnung ihrer wirklichen Herkunft eine Zeitlang die Ärzte und Ärztinnen der Klinik zu ihren Brüdern und Schwestern machte und im Direktor der Klinik ihren Vater sah. Diese Bedeutungsauffassung wechselte jedoch vielfach mit einer aus religiösen Selbsterhöhungstendenzen stammenden andersartigen Umdeutung, durch die der Direktor der Klinik zum Gott-Vater, sie selbst zu Gottes Tochter wurde. Dazwischen wurde die reale Bedeutung der betreffenden Personen von der Kranken zeitweise immer wieder erkannt. Die Art und Weise der Umdeutung, die Personen und Objekte durch die Kranken erfahren, ist, wie wir sehen, von der gerade vorherrschenden affektiven Einstellung abhängig, aber die Grundlage des ganzen Phänomens, das ständige Schwanken der Objektbedeutungen, muß wieder aus der primitiveren Struktur des Gegenstandsbewußtseins verstanden werden. Für das komplexhafte Denken existieren noch nicht Dinge

---

[1]) Wie Reiß näher zeigt, ist das »wogende Chaos« anschaulich gegebener symbolartiger Vorstellungsgebilde, das in der Schizophrenie an die Stelle endgültiger Gedankenformungen tritt, nach affektiven Hauptlinien geordnet. Bald gewinnt diese, bald jene Tendenz die Oberhand und verleiht so dem Erleben in der Rückerinnerung eine gewisse Einheitlichkeit. Manchmal gruppiert sich das gesamte Erleben um ein einziges vages Vorstellungsbild, das auch für das motorische Verhalten bestimmend werden kann. In der Vorstellung von der »Kuh Europa« verschmolzen für einen katatonen Kranken eine große Anzahl von affektiven Regungen und Vorstellungsbruchstücken zu einem einzigen Gebilde. Im Bild von der Verwandlung in die Kuh Europa klangen Phantasien der Geschlechtsumwandlung, der Zeugung und der Vertierung an. Die Vorstellung tierhafter Erniedrigung wurde dabei motorisch im Untersichgehenlassen zum Ausdruck gebracht. Manchmal sind Vorstellungsbilder im Bewußtsein überhaupt nicht gegeben, sondern der Zustand ist ein durch bestimmte sprachlich schwer zu umgrenzende Affekte erfüllter, vorwiegend emotionaler, ein Gestimmtsein, in dem die zugehörigen Vorstellungskreise nur ganz vage anklingen, dabei jedoch der Gemütsstimmung eine gewisse Färbung verleihen.

in unserem Sinne, als in sich geschlossene, beharrliche und mit ständig gleichbleibendem Bedeutungscharakter behaftete Einheiten. **Die feste Verkettung von Bild und Bedeutung, die die Dingauffassung unseres Wachdenkens kennzeichnet, und die sich im Traum nicht selten löst, ist im primitiven Denken noch kaum vorhanden.** Ein Beispiel aus der Gedankenwelt der Cora-Indianer, die uns Preuß erschlossen hat, mag das näher zeigen:

Für die Cora-Indianer steht der gestirnte Nachthimmel im Mittelpunkt ihrer gesamten religiösen Auffassung. Der Sternhimmel hat eine Fülle verschiedenartiger Bedeutungen: Er wird mit der Unterwelt identifiziert, da an beiden Orten Nacht herrscht. So ist er der Ort des Todes. In diesem Zusammenhang gelten die Sterne als die verstorbenen Vorfahren, die durch ihr Eingehen in die Unterwelt zugleich am Nachthimmel auftauchen (Preuß, Nayarit-Expedition, S. XXVII und XXX). Da aber aus der Unterwelt alle Vegetation emporwächst, so ist der als Spiegelbild der Unterwelt gedachte Nachthimmel zugleich ein Ort der Fruchtbarkeit. Es können daher die Sterne als Blumen des Himmels bezeichnet und mit den Maisgottheiten identifiziert werden. Wenn die Maisgottheit im Feuer zubereitet wird, ist sie immer noch ein Stern, der scheinbar den Feuertod stirbt, in Wirklichkeit aber zum Himmel aufsteigt (Preuß, a. a. O., S. XLIV). Noch fremdartiger mutet es uns an, wenn die Sterne als Hirsche bezeichnet werden. Es liegt dabei die Vorstellung einer sich am Nachthimmel abspielenden Hirschjagd zugrunde, die für das Gedeihen der Welt notwendig ist. Die Sterne gelten als Hirsche, die vom Morgenstern, dem Vorläufer der Sonne, gejagt und erlegt werden (vgl. den Gesang von der Jagd, S. 40). Ferner werden in altmexikanischen Mythen die Sterne als Opfer bezeichnet. Die Sterngottheiten müssen nämlich der Sonne als Nahrung dienen, die ohne diese Speise sich nicht erneuern könnte. Die irdischen Menschenopfer sind, wie Preuß gezeigt hat, großenteils nur Nachahmungen des Opfers der Sterngottheiten zum Gedeihen der Sonne (Preuß, a. a. O., S. XXXV).

Von dem nunmehr gewonnenen Standpunkt aus sei uns noch einmal ein **Rückblick auf schizophrene Handlungsformen** gestattet. Die Handlungen unserer Kranken haben, wenn wir ihren Motivierungen Glauben schenken dürfen, nicht selten einen der betreffenden Betätigung sonst nicht zukommenden fremdartigen Bedeutungscharakter. Der schon einmal genannte schizophrene Lehrer berichtete auf die Frage, warum er ins Bett uriniert habe, nach mehrfachem Ausweichen, es sei eine »symbolische Handlung« gewesen. Er habe die Vorstellung gehabt, daß das Urinieren etwas Erotisches sei, er habe sich ein Mädchen dabei vorgestellt. Später fügte er hinzu: Er habe Sehnsucht nach dem Mädchen; wenn es da wäre, würde er tanzen, Kinder würde er machen. Bei einer weiteren Befragung wies er auf einen kürzlich in den Saal gekommenen jungen Kranken und meinte dazu: »Der sei das Erzeugnis.« Zwischen ihm (dem Patienten) und dem Mädchen beständen Strömungen, sie hätten zusammen den Kleinen erzeugt. Das Urinieren vertritt hier also den sexuellen Akt. Daß der sexuelle Trieb in einer »symbolischen« Ersatzhandlung mündet, hat neben der Unmöglichkeit der adäquaten sexuellen Befriedigung seinen Grund in dem komplexhaften Erleben des Kranken, für den der Akt der Ejakulation und des Urinierens vermöge ihrer anschaulichen Ähnlichkeitsbeziehungen zu einem undifferenzierten Gesamtkomplex zusammenfließen.

Eine etwas andersartige Verschiebung einer aus dem Sexuellen stammenden Tendenz auf einen heterogenen Handlungsverlauf zeigte eine junge schizophrene Kranke. Die Kranke verweigerte die Nahrungsaufnahme, indem sie das Essen als unrein, als unsauber zurückwies. Bei genauerer Analyse ergab sich, daß sie den Akt der Nahrungsaufnahme zu geschlechtlichen Vorgängen (Konzeption) in Beziehung setzte. Sie äußerte unter schamhaftem Erröten: Beim Essen handle es sich um »etwas Unheiliges«, es habe eine »eigenartige Bedeutung und Beziehung auf etwas Häßliches«, es sei »mit indirekten, schlechten Gedanken verbunden«. Sie müsse dabei »an minderwertige, häßliche Verhältnisse denken, wo einem Geschlechtliches und allerlei angetan werden kann«. Es sei eine »Verunreinigung«. Ihre Nahrungsverweigerung war ein verschobener Ausdruck ihrer Sexualablehnung.

In erotischen Liedern primitiver Stämme werden öfters Betätigungen der Mundzone (Beißen, Fressen) als Sexualmetaphern verwendet. So singen die Frauen bei den verschiedensten primitiven Stämmen vom »Verzehrtwerden von dem großen Hai«, oder vom »Gebissenwerden durch einen Hund«. Ein Lied, mit dem eine Mutter ihre Tochter der Prostitution preisgibt, beginnt mit den Worten: »Gehe, meine Tochter, verzehrt zu werden!« (Werner, Die Ursprünge der Metapher, S. 119). Bei den Pangwe wird der geschlechtliche Akt als Essen bezeichnet (Werner, a. a. O., S. 100). Bei den Semang glaubt man, daß die Frau durch Einnehmen von Nahrungsmitteln empfängt[1]. (Stevens, bei Foy, Religionen der Südsee, Archiv f. Religionswissenschaft, Bd. 15.)

Es ist nicht zu verkennen, daß wenigstens in den erstgenannten Fällen in der symbolischen Umschreibung eine tabuistische Tendenz, eine Tendenz zum Verbergen und Verheimlichen der wegen ihrer wirklichen und magischen Gefährlichkeit zu meidenden Sexualsphäre mitwirkt. Diese tabuistische Tendenz, von der später noch näher zu sprechen sein wird, mag auch an der Nahrungsverweigerung unserer Kranken beteiligt sein. Alle diese Verschiebungen im Gebiete des Handelns haben jedoch ihre Grundlage in jenem komplexhaften Denken, mittels dessen die primitive Geistestätigkeit die verschiedensten Betätigungsweisen, wenn sie nur durch irgendwelche vage Beziehungen miteinander verknüpft sind, zu vertauschen vermag. Die bizarren Motivierungen schizophrener Handlungen werden nicht selten verständlich, wenn man die Verknüpfungen kennt, die sich für das primitive Denken von der einen Handlungsform zur anderen hinüberspinnen.

Wir können unsere Ausführungen über die veränderte Struktur des schizophrenen Gegenstandsbewußtseins kurz dahin zusammenfassen: Die gegenständliche Welt erscheint für die Schizophrenen vielfach nicht mehr

---

[1] Einer Krankengeschichte der Freiburger Klinik, die mir durch die Liebenswürdigkeit des Herrn Privatdozenten Dr. Küppers und des Herrn Dr. Lurje zur Verfügung gestellt wurde, entnehme ich folgendes: Die 27jährige Kranke, die einen akuten Zustand ekstatischer Gehobenheit durchgemacht hatte, verweigerte längere Zeit die Nahrungsaufnahme, ohne daß man zunächst mehr erfuhr, als daß das Essen für sie eine Sünde sei. Bei genauerer Exploration erklärte sie das Essen für »unkeusch«, weil man dadurch Kinder bekommen könne. Ein andermal meinte sie: Christus habe 40 Tage gefastet und dann ein neues Leben angefangen. So habe sie auch 40 Tage fasten wollen, weil sie glaube, daß dann in ihr ein neues Leben — ein Kind — entstehen würde. — Die letztere Erklärung von der Bedeutung des Fastens leitet zu der noch zu erörternden Wiedergeburtsidee hin.

dinghaft geformt, wie für uns, die Welt der inneren Erlebnisse ist nicht nach relativ gesonderten Gruppen geordnet, an Stelle fester Begriffe stehen die anschaulichen »begriffsanalogen«, diffusen Komplexqualitäten. Es fehlen die geistigen Konstanten, die das Zustandekommen scharf umgrenzter Personen- und Dingkomplexe, geschlossener Erlebnisgruppen, klarer Begriffsbildungen ermöglichen. **Das Gegenstandsbewußtsein hat einen Verlust an Formung und Konstanz erlitten, es ist auf die entwicklungsgeschichtlich frühere Stufe der Komplexqualitäten herabgesunken.**

3. Die entwicklungspsychologisch primitivere Struktur des schizophrenen Ichbewußtseins.

Wir haben gewisse Besonderheiten in der Struktur des Gegenstandsbewußtseins der Schizophrenen aus der Struktur der primitiven Geistesart herzuleiten versucht. Wir gehen nunmehr dazu über, die Erlebnisformen des Ichbewußtseins beim Schizophrenen zu den Icherlebnissen auf primitiver Geistesstufe in Beziehung zu setzen. Dabei soll uns das Traumleben als Brücke zum Verständnis einer unserm Wachbewußtsein weit entrückten Geistestätigkeit dienen.

An einem etwas ausführlicher gegebenen Beispiel schildern wir die Veränderungen des Ich bei einer schizophrenen Kranken und zeigen sodann ihre Gleichartigkeit mit den im Bereich des Icherlebens in der Traumphänomenologie erhobenen Befunden.

34ährige Patientin[1]), aus ärmlichen und drückenden Verhältnissen, von jeher ernst, grüblerisch, altklug, galt schon mit 17 Jahren als »Moralpredigerin«, sexuell frigide, kinderlose Ehe, ablehnend gegen den Mann. Mit 26 Jahren schizophren erkrankt. Unter dem Einfluß einer Nachbarsfrau macht sie eine religiöse Wandlung durch. Eine »Ertung« kommt über sie, sie erkennt das Walten Gottes. »Unendliche Liebe erfüllte mein Herz, die Welt lag ausgebreitet wie ein ausgewickeltes Tuch vor mir,« Es war, »wie wenn einer, der nie hat sehen können, und dem von Bäumen und Häusern nur erzählt worden ist, mit einem Male diese Dinge selbst sehen kann«. Nun erlebt sie zwischen Schlaf und Wachen und später auch im Wachzustand Träume und Phantasien und körperliche Beeinflussungen. Sie bleibt äußerlich verhältnismäßig unauffällig, berichtet niemandem über ihre inneren Vorgänge und kommt erst wegen zunehmender Arbeitsunfähigkeit ins Krankenhaus. In der dort von ihr geschriebenen Selbstschilderung, die eine überraschend gute Selbstbeobachtung verrät, berichtet sie über merkwürdige Verwandlungsträume, die in unserm Zusammenhang von Interesse sind.

Die ersten Träume, d. h. Halbschlafphantasien, betrafen Tierverwandlungen.

»Ich fühlte mich als Tier, als Pferd, als Huhn, als Hecht u. dgl. Ich empfand dabei ganz wie die betreffenden Tiere und hatte dabei kein Bewußtsein von meinem wirklichen Sein. Wie die Tiere hatte ich gar kein höheres Lebensziel, nur ein Daseinsbewußtsein, nicht das Bewußtsein, daß ich etwas geistig erlebte. Als Pferd war es mir, als würde ich durch die Straßen geschleppt. Ich hatte nur ein Gefühl des Vegetierens dabei, und hatte keinen andern Begriff als Gehorsam. Ich fühlte die Ungerechtigkeit, daß ich so leiden mußte, fühlte aber auch, daß es meine Not war. Größeren Verstand hatte ich nicht.«

Im Gegensatz zu diesen Halbschlafträumen spielten sich die folgenden Verwandlungserlebnisse in Zuständen von nur wenig herabgesetzter Bewußtseinsklarheit ab. Die Kranke konnte ihre Umgebung, das Zimmer, in dem sie lag, dabei wahrnehmen.

---

[1]) Der Fall stammt aus der Nervenabteilung des Hamburg-St. Georger Krankenhauses (Prof. Sänger), wo er 1912 in meine Beobachtung kam.

Einmal fühlte sie sich an einen andern Ort »entrückt.« »Das war so, als wenn der Geist aus dem Menschen herausgeht, und man weiß doch dabei, daß man an demselben Ort ist wie vorher.« Dabei konnte sie »durch die Wände hindurchdringen«. »Ich hatte das Gefühl, als nimmt mich einer aus dem Bett und trägt mich durchs Fenster oder durch die Wand ins andere Zimmer; kamen wir durch die Wand, so merkte ich, es war da ein harter Gegenstand, durch den wir durchgingen. Ich hielt dann immer die Luft an, denn anders konnte ich nicht hindurch, dann fühlte ich den kalten Luftzug aus dem nächsten Zimmer, und es ging weiter durch andere Mauern hindurch.«

Eines Morgens machte sie die ganze Entwicklung des Menschengeistes durch. »Ich empfand den Geist des Kindes, den der erwachenden Jungfrau, den des Jünglings, des reifen Weibes, des nüchternen Mannes und des müden Greises, der das Leben satt hat, und den Geist der alten Jungfer in ihrer mädchenhaften Lächerlichkeit.«

Sie erlebte keine völlige Umwandlung in jene fremden Wesenstypen. Sie sah sich nicht in fremder Gestalt, es blieb ihr auch noch die Möglichkeit einer Beobachtung und Stellungnahme, es war ihr, als hätte sie »das innerste Wesen jener in sich«.

Sie schildert dieses Erleben noch näher. »Es war, als wenn das Innerste in mir ein unschuldiges Kind war. Ich war nicht ein Kind geworden, in ein Kind umgewandelt, ich nahm das alles in mir wahr, hatte ein Urteil darüber, ich sah mich nicht in einer andern Gestalt, ich hatte Gefühle, wie sie ein Kind hat, fühlte in mir das Wesen des Kindes, ich kann es nicht anders sagen, das was der Grund im Kinde ist, der Geist im Kinde und die ganz bestimmte Grenze seines Verstandes, ich wöchte sagen, ich empfand den Kindschaftsgeist; und so empfand ich auch die anderen Lebensalter, alle in ihrer Art — es war nicht nur ein Vorstellen; nein vorstellen kann ich mir gar nicht, wie es eigentlich einem Greis zu Mute ist, aber damals habe ich es gefühlt, vorstellen kann man sich vielleicht einzelnes, aber ich habe das ganze Wesen einer schwangeren Frau in mir empfunden, das kraftvolle unbeugsame Wesen des Mannes und das Greisgefühl, dieses müde Sattsein von der Welt und all dem Erlebten, was der jungen Welt noch verschlossen, und dabei fühlte ich mich auch so matt wie ein Greis — ich habe mich auch nicht da erst hineingelebt, ich tat nichts dazu, es kam zu mir, es lief ja immer weiter«.

Sie sah sich auch in fremder Gestalt. »Ich sah mich leibhaftig im Schatten als Pastor auf einer Kanzel stehen, dabei hatte ich die Fühlung, daß ich selbst dies sei und selbst als Pastor predigte.« Auf Fragen fügt sie hinzu: »das war, als wenn alles, was der Pastor sagte, aus mir heraus käme, es waren meine Gedanken und Gefühle, es war alles mein Eigentum, der richtete das aus durch meine Kraft, es war wie ein Schatten, der durch mich lebte, ich hatte das Gefühl, als wenn ich selbst der Pastor sei, und fühlte mich so ehrwürdig wie ein Pastor, aber ich hatte stets das Bewußtsein, daß ich dieselbe geblieben war, auch wußte ich, daß ich in Wirklichkeit zu Bett lag« — »so predigte ich wie ein Pastor, redete große Dinge wie ein Gelehrter oder wie ein Schalk oder Satyr, dabei fühlte ich in Gedanken, daß ich auch entsprechend angezogen war, als Schalk hatte ich ein rauhes Fell an, wie das einer Katze; alles, was ich sprach, war ironisch-zynisch, solches hatte ich sonst im Leben nie empfunden.«

Sie erlebte noch weitergehende Vervielfältigungen ihres Ichs. »Einmal wars' mir, als sei ich in acht Personen geteilt, ich sah sieben Gestalten, die nacheinander aus mir herauskamen, die waren wie fremde Menschen, die durch meine Kraft lebten, das waren meine Gedanken, sie sahen alle aus wie ich selbst, ich sah sie ziemlich deutlich, nur etwas dunkel im Schatten stehend, die taten das, was ich in Gedanken hatte, dabei hatte ich die Fühlung, daß ich selbst in den Gestalten sei. In solchen Gedanken, die ich leibhaftig, in etwas dunkler Gestalt vor mir sah, legte ich einmal z. B. meinen Kopf auf einen Block und fühlte, wie das Messer mir den Kopf durchschnitt.« In den Explorationen fügt sie noch hinzu: »Ich faßte z. B. den Gedanken, mich auf Nägel zu stellen, um Marter zu leiden, da ging die eine Gestalt hin und stellte sich auf die Nägel, so wurden alle Gedanken zu Tatsachen, es war dann so, als wenn Kräfte von mir weg auf die Gestalt übergingen.«

Die Kranke erlebt also, neben den im Halbschlaf stattfindenden Tierverwandlungen, in einem Zustand herabgesetzter Bewußtseinsklarheit verschiedenartige Umwandlungen ihrer Persönlichkeit. Sie sieht sich selbst noch einmal in veränderter Gestalt (als Pastor, als Schalk). Die fremde Gestalt, die sie wahrnimmt, ist sie selber[1]), und doch weiß sie dabei, daß sie dieselbe geblieben ist, die sie war, und daß sie in Wirklichkeit im Bett liegt.

Ihre anderen Erlebnisse unterscheiden sich von den geschilderten dadurch, daß sie in ihnen keine Gestaltverwandlung erlebt, sondern daß sie nur Wesenseigentümlichkeiten anderer Menschen, fremde Persönlichkeitstypen in sich fühlt. Auch dabei bleibt sie noch als eigene Person bestehen.

Bemerkenswert sind auch die Erlebnisse der Patientin, in denen sie sich an fremde Orte versetzt fühlt, trotzdem sie weiß, daß sie dabei am selben Orte geblieben ist.

Am merkwürdigsten sind schließlich jene Erlebnisse der Zerlegung und Vervielfältigung der einheitlichen Gesamtpersönlichkeit in mehrere Einzelpersonen, die ihr wie fremde Personen gegenüber treten und die doch, wie sie deutlich empfindet, nur die eigenen Gedankenkomplexe und Strebungen repräsentieren.

Wir können nun für alle aufgeführten Persönlichkeitsverwandlungen der Kranken Analogien in Traumerlebnissen finden. Um dies zeigen zu können, werfen wir zunächst kurz einen Blick auf die Phänomenologie des Traumerlebens überhaupt:

Eine besonders bemerkenswerte Eigenart des Traumerlebens, die es vom Wachbewußtsein charakteristisch unterscheidet, liegt in der unbegrenzten Wandelbarkeit aller seiner Gestaltungen.

Alles kann sich verwandeln, neue Formen annehmen, neue Bedeutungen erhalten, ohne daß es beim Träumenden Erstaunen erregt. In Gottfried Kellers »Grünem Heinrich« findet sich eine Traumschilderung, die diese Verwandelbarkeit aller Traumerscheinungen (Klages) sehr schön zeigt: Da verwandelt sich ein niederfallender Regen in lauter goldene Schaumünzen, eine in die Ferne zurückweichende Rosenhecke wird zur Abendröte, der Strahl eines Springbrunnens läßt sich als Metall zu einem Schwert schmieden, und der Kuß der Geliebten ist eigentlich ein Stück Apfelkuchen, den der Träumer begierig ißt. Und in diesen Wechsel aller Formen und Gestalten kann nun auch das eigene Ich hineingezogen sein und kann seiner Identität verlustig gehen, indem es sich in Tiere, Pflanzen und unbelebte Naturformen verwandelt. Alle kausalen Gesetzmäßigkeiten können schwinden. Raumfernes und Zeitentlegenes kann in die Gegenwart rücken, das Vergangene kann wieder kommen und das Zukünftige sich bereits vollziehen. Räumliche, zeitliche, Form- und Größenverhältnisse, alles ist vertauschbar. »Wir sind da und sind doch dort, wir gehen bleibend fort«, singen die Traumgestalten in jenem Traum aus dem »Grünen Heinrich« (vgl. Klages, Vom Traumbewußtsein, Zeitschr. f. Pathopsychologie, 3. Bd.).

Hier zeigt sich deutlich der weite Abstand vom Wachbewußtsein; denn von diesem ist, wie es Klages ausdrückt, niemals zu trennen, die Spannung vom

---

[1]) Bezüglich der Erklärung derartiger »Ichverdoppelungen« verweise ich auf Schilder, der bei Besprechung einer Reihe ähnlicher Fälle — darunter auch der willkürlich erzeugten autoskopischen Halluzinationen Staudenmaiers — abnorme Lokalisationen des Ich, der Körpervorstellung oder des Denkens für die Störungen verantwortlich macht. (Schilder, Selbstbewußtsein und Persönlichkeitsbewußtsein, 1914, S. 229ff.)

Subjekt zum Objekt, der Gegensatz von innen und außen, die Unvereinbarkeit des Hier mit dem Dort, des Jetzt mit dem Einst.

Wir finden also als charakteristische Eigenart des Traumerlebens ein Schwinden aller jener Begrenzungen, auf denen die Welt der Tatsachen, die Wachwirklichkeit beruht. Und dieser ursachlose Gestaltwandel und Ortswechsel (man vergleiche das Erlebnis unserer Kranken, die durch die Wände dringt) beschränkt sich nicht auf die äußere Welt, auch das Ich des Träumers kann eine Auflösung in die wechselndsten Gestaltungsformen erleiden.

Einige konkrete Beispiele, die zu den Erlebnissen unserer Kranken unmittelbar in Parallele gesetzt werden können, sollen dies noch näher zeigen:

Traumerlebnisse, in denen sich der Träumende in einer zweiten Gestalt sieht, schildert Hacker: er träumt einmal, er sei beim Kegeln, als er zwei Herren sich darüber unterhalten hört, daß er von vier Kugeln getroffen und tot sei. »Ich sah mich tatsächlich am Boden blutend liegen, zugleich aber wußte ich, daß ich, vor den Herren stehend, deren Erzählung zuhörte, ohne daß mir diese Zweiheit auffiel« (Hacker, Archiv f. d. ges. Psychologie, Bd. 21, S. 82).

Es ist in diesem Traum alles ganz ähnlich wie bei unserer Patientin, die sich als Schalk, als Pastor usw. noch einmal sieht. Allerdings besteht ein bemerkenswerter Unterschied. Dem Träumenden fällt die Ichverdoppelung nicht weiter auf, während unserer Kranken die »Zweiheit« als etwas besonders Merkwürdiges zum Bewußtsein kommt[1]).

Zu den Vervielfachungen der eigenen Person, wie sie unsere Kranke erlebt, lassen sich als Parallelen jene Traumerlebnisse heranziehen, in denen wir aus dem Munde anderer Personen unsere eigenen Gedanken und Gefühle ausgesprochen hören. Vielfach stellen ja die im Traum auftretenden Personen überhaupt nichts anderes dar als abgespaltene und hinausprojizierte Bestandteile und Tendenzen der eigenen Persönlichkeit des Träumenden selbst. Daß es sich so verhält, wird besonders deutlich, wenn etwa die so geschaffenen Traumpersönlichkeiten sich viel mehr unserem wachen Ich entsprechend verhalten als unser eigenes Traumich. Havelock Ellis erzählt von dem Traum einer Dame, die von einem Freund begleitet auf einem Spaziergang eine Art Pflanzentier, »eine Damaszenerpflaume mit einer Schnecke darin«, findet, das ihr Entzücken erregt, während der Freund einen Ausruf des Ekels ausstößt. »Dieser Freund verhielt sich so, wie sie sich selbst in einem ähnlichen Fall wachend verhalten hätte« (Ellis, Welt der Träume, S. 187).

Wiederum liegt ein bemerkenswerter Unterschied zwischen solchen Traumerfahrungen und den Erlebnissen unserer Kranken darin: dem Träumenden kommt meist erst bei nachträglicher Analyse zum Bewußtsein, daß er einen Teil seiner Person in der Gestalt eines anderen objektiviert hat. Der Schizophrene dagegen kann im Erleben sehr wohl wissen, daß — um die Äußerung unserer Kranken anzuführen — die fremden Menschen eigentlich die eigenen Gedanken sind.

In naher Beziehung zu diesen im Traumleben wiederzufindenden Erfahrungen der Projektion einzelner Ichbestandteile nach außen stehen Er-

---

[1]) Vgl. die Erörterung des Hackerschen Traumerlebnisses bei Schilder, der abnorme Lokalisationen des Ich außerhalb des Körpers zur Erklärung heranzieht. (Selbstbewußtsein und Persönlichkeitsbewußtsein, S. 245 f.)

lebnisse eines Zerfalls des Ich in einzelne Teilkomponenten. Sie sind für unsere Betrachtung besonders wichtig, weil sie durch den Vergleich mit primitiveren Stufen der Ichentwicklung verständlich zu machen sind.

Beim Primitiven besitzt das Ich noch nicht die weitgehende Geschlossenheit, die es beim entwickelten Menschen erlangt. Es besteht aus einzelnen heterogenen Komponenten, die sich noch nicht zu einer Einheit zusammengeschlossen haben. Das Ich, das für den Primitiven mehr oder weniger mit dem Leib zusammenfällt, baut sich aus den einzelnen Körperteilen und Organen und den darin vermeintlich wirkenden Kräften und »Seelen« auf. Karutz meint, daß beim Primitiven »die Funktionen der Organe, Augen, Sexualorgane usw., eher zum Bewußtsein kommen als die Einheit der Persönlichkeit«. »Nicht die Körperseele löst sich in Organseelen, sondern die Organemanationen schließen sich zur Organismusemanation« (Karutz, Zeitschrift für Ethnologie, 1913).

Mehrfache »Seelen« in einem Individuum sind der primitiven Vorstellungswelt etwas durchaus geläufiges (Beispiele bei Levy-Brühl, Das Denken der Naturvölker, deutsch 1921, S. 61 ff.).

Bei den Batak auf Sumatra werden manchmal sieben Seelen in einzelnen Individuen angenommen, die sich als Schutzgeister, Haupttätigkeiten und Charaktereigenschaften erweisen (J. H. Neumann, zitiert bei Preuß, Die geistige Kultur der Naturvölker, S. 28)[1]).

Beim Schizophrenen zeigt das Ich häufig wieder diese primitive Struktur eines noch nicht zur Einheit zusammengeschlossenen Komplexes von Teilkomponenten. Die einzelnen Körperteile, Organe und seelischen Kräfte werden verselbständigt und als besondere Wesenheiten unterschieden. So wird der Penis etwa als Kind personifiziert. Einer unserer Kranken, der sich seine Bart- und Schamhaare ausgerissen hatte, bezeichnete die letzteren als Schlangen, gerade so wie manche amerikanischen Stämme ihre Haare Schlangen nennen (Lumholz, zitiert bei Roheim, Das Selbst, Imago VII, 1, S. 35).

Sehr schöne Beispiele für die Personifizierung einzelner Ichbestandteile finden sich bei Staudenmaier. In den Personifizierungen: Hoheit, Kind usw. verkörpern sich seine Strebungen und Tendenzen. Diese Ichkomponenten treten als pseudohalluzinatorische Gestalten gegen seinen Willen auf, denken selbständig, geben ihm Aufträge, beeinflussen seine Haltung und sein Gebaren, er redet mit ihnen wie mit selbständigen Dingen. Es sind von seinem bewußten Ich gesonderte »Teilwesen«, »Partialwesen«, die über Teile seines Körpers, bestimmte Organsysteme, gebieten[2]). »Da konnte ich erkennen, daß der Mensch auch psychisch nichts weniger als eine reine Einheit darstellt.« (Staudenmaier: Die Magie als experimentelle Naturwissenschaft, 1914).

Die primitivere Struktur des Ichbewußtseins des Schizophrenen zeigt sich nicht nur im Zerfall des entwickelten einheitlichen Ich und in der Verselbständi-

---

[1]) Auch die Außenprojektion von Ichbestandteilen findet sich bei den Primitiven in den Vorstellungen der Schatten- und Bildseele, der Schutzgeister u. dgl. Reiches Material in der jüngst veröffentlichten — allerdings einseitig psychoanalytisch orientierten — Arbeit von Roheim, »Das Selbst.« (Imago VII, 1921.)

[2]) Das Auftreten der Personifikationen ist mit bestimmten Organempfindungen verknüpft. Das Auftreten des »Bocksfußes« geht z. B. mit einer »Anschwellung des Dickdarms« einher. (Staudenmaier, a. a. O., S. 117 u. öfters.)

gung der Teilkomponenten, sondern auch im Verlust der Begrenzung des Ich gegen die Außenwelt. Wir denken dabei an jene Erlebnisse, die auf einer »Aufhebung der klaren Trennung von Ich und Umwelt« beruhen, in denen dem Ich das »klare Gegenüberstehen einer Außenwelt« (Jaspers) schwindet. Störungen dieser Art erscheinen uns, wenn wir noch einmal die Traumerlebnisse zum Vergleich heranziehen, nicht mehr als völlig unverständlich. Betonten wir doch bereits als wesentliches Moment des Traumerlebens das Schwinden der Spannung zwischen Subjekt und Objekt. Vielleicht gelingt es uns am leichtesten, Phänomene dieser Art beim Kranken zu begreifen, wenn wir uns gewisse normale Traumstimmungen vergegenwärtigen, in denen wir die Ansätze zu derartigen Erlebnissen vorfinden können. Wir denken an Traumstimmungen, wie sie in der Stille der Nacht, in fremdartiger Umgebung, in Momenten der Ermüdung auftreten können. Klages, der die Phänomenologie der Traumstimmungen näher zergliedert, findet darin ein Gefühl des Fernseins und der Flüchtigkeit aller Dinge. Atmosphärische Erscheinungen, die dieses Fern- und Flüchtigkeitsgefühl begünstigen, wie Nebel und Dämmerung, vermögen auch Traumstimmungen in uns zu erwecken. Wie sie die Begrenzungen der Gegenstände löschen, so lösen sie auch unseren Wirkungsdrang, unser Daseinsgefühl und unsere Selbstbehauptung auf. Dem Gefühl der Flüchtigkeit aller Erscheinungen gesellt sich das Gefühl der eigenen Vergänglichkeit. Wir versinken in den allgemeinen Strom des Vergehens, eine »pathische« Passivität und Hingegebenheit entsteht. Der »stützende Pfeiler des Wachbewußtseins«, die Spannung zwischen Subjekt und Objekt, schwindet dahin. (Klages, Zeitschrift für Pathopsychologie, III. Bd.).

Wir wollen uns die Persönlichkeitsveränderungen der Grenzverwischung zwischen Ich und Umwelt an den Krankheitserlebnissen einer jungen Schizophrenen deutlich machen, bei der sie aus Traumstimmungen der oben geschilderten Art herauswachsen:

25 jährige Näherin, von jeher eigenartig, begabt, viel geistige Interessen, gern »tiefernste« Bücher gelesen, nach Idealen gesucht, die Menschen für reiner gehalten, als sie waren. Beim Vater, einem »richtigen Bauer«, nie Verständnis gefunden. Nach Enttäuschung über eine Freundin vor einem Jahr verändert. Erklärt, sie sei mit einem Lehrer mit dem sie nur einmal zusammengekommen war, verlobt, sehr gesprächig, erotisch, gleich gereizt, schlief nicht mehr, magerte ab. In der Klinik anfangs hypomanisches Bild: schnippisch und ablehnend, äußert, man spiele Komödie mit ihr, man verstelle sich, wisse ihre Gedanken, es gehe niemand etwas an, wenn sie sich »in der Einbildung« verlobt habe. Langsam freier, zugänglicher, gibt etwas mehr Auskunft, dann vorübergehender Rückschlag auf einen Besuch des Vaters, verzweifeltes haltloses Weinen, — wie sich später herausstellt, eine psychologisch-verständliche Reaktion, da sie den Vater in ihrer Phantasie ganz ausgeschaltet, den Klinikdirektor an seine Stelle gesetzt, die übrigen Ärzte und Schwestern zu ihren Verwandten gemacht hat. Gesteht sehr verlegen und beschämt, daß sie bald diesen, bald jenen von den Ärzten für Gott und sich selbst für Gottes Sohn und Gottes Tochter in einer Person gehalten hat.

Wir konnten an diesem Fall besonders schön verfolgen, wie sich im Verlauf der Erkrankung das Traumleben um die Kranke immer mehr schloß, wie die anfangs nur leise angedeutete Traumatmosphäre sich immer mehr verdichtete und die Wirklichkeit mehr und mehr verhüllte. Später sahen wir, wie Wirklichkeit und Traumleben ständig wechselten, wie die Realität zeitweise durchzudringen schien, jedoch immer wieder der Traumwelt weichen mußte.

Man muß sich, wenn man den Beginn der Erkrankung verstehen will, in jene oben charakterisierte, hier noch magisch gefärbte Traumatmosphäre hineinversetzen, in der die ganze Welt unsagbar verändert erscheint. Noch ist die Wirklichkeit da, sie erscheint noch in den bekannten Formen und Gestaltungen, und doch ist alles anders als früher, seltsam unwirklich, fern und fremd. Passiv und willenlos fühlt sich die Kranke den Eindrücken hingegeben und spürt kaum, wie ihr Ich seinen Halt und seine Festigkeit mehr und mehr verliert. Diese Stimmung im Beginn der Psychose schildert die Kranke folgendermaßen: »Da war alles so unwirklich, daß eine Mal war's, wie wenn ich nicht Wirklichkeit, das andere Mal, wie wenn die Außenwelt nicht Wirklichkeit wäre. Auf der Straße war ein Flimmern und Dämmern, von den Sternen fühlte ich mich angezogen; da war mein persönliches Ich ausgeschaltet, da gingen mir Namen durch den Kopf, und ich fühlte mich verbunden mit den betreffenden Menschen; es war alles so unwirklich, ich wurde einfach von unsichtbaren Mächten getrieben, handelte wie auf Eingebungen.«

In dieser Traumstimmung beginnt nun alles Feste, Begrenzte sich zu lösen, alles Starre langsam zu ze gehen, das Ich, das seinen Halt verloren hat, fühlt sich sehnsüchtig zu den Dingen hingezogen, die von magischen Kräften durchflutet erscheinen. Es klingt mit der gesamten Natur zusammen, in der es die Offenbarung überirdischer Wesen zu finden meint. Unsere Kranke erlebte derartiges in einem Stadium, in dem sie schon den Anschluß an die Wirklichkeit errungen zu haben schien, aber plötzlich ins Traumleben zurücksank. »Als ich am Sonntag Morgen aufwachte und das Vogelgezwitscher hörte, empfand ich wie als Kind von 3 Jahren, so rein, da war ich Eines mit der Natur, da hatte ich das Gefühl, als ob X (ein von ihr sehr verehrter und ins Überirdische erhöhter Mann) das alles in der Hand hätte, als ob er sich in dem allen offenbaren würde, als ob ich auf seine Stimme eingehen müßte und das alles in mir ausklingen würde, es war, wie wenn er das Wetter und alles draußen lenken und wie wenn das mit mir harmonieren würde.«

Ganz aus dieser Traumstimmung geboren, in der alles Gegenständliche aufhört, alles Feste verrinnt und dahinschmilzt, alle Begrenzungen schwinden, ist dann das folgende Erlebnis der Kranken: Eines Abends ist sie in einem leicht ekstatischen Zustand, ihre Augen leuchten, sie legt ein Buch weg, in dem sie eben gelesen hat, und geht auf eine Ärztin zu, »das sind lauter verkehrte Buchstaben, in Ihren Augen kann ich besser lesen, Sie haben Schmerzen durchgemacht«. Früher habe sie auch die Augen von Fräulein Doktor gehabt, ihre Mutter habe zu ihr gesagt, sie hätte als Kind blaue Augen gehabt. Es sei ihr, als ob sie immer mit anderer Stimme spreche; ob sie denn immer jemand anderes sei? Fräulein Doktor sei ihre Schwester »aus äußerlicher und innerlicher Gleichheit«. »Ich und du, ist das nicht dasselbe?«

Später äußert sie auf Befragen: »Ich habe sie (die Ärztin) als meine verstorbene Schwester angesehen. Was das Ich und das Du war, da bin ich oft nicht daraus gekommen, einmal war sie die Schwester, dann war ich sie[1]). Als ich sie

---

[1]) Dazu berichtet sie, sie habe sich mit der verstorbenen Schwester ganz eines gefühlt, jene habe ihr im Tod noch ähnlich gesehen. Später sei es ihr oft so gewesen, als sei die tote Schwester um sie herum, oder auch, als sei jene in ihr drin. Kurz vor dem

sah, da war mir, wie wenn die genau wäre wie ich, ihr Gesicht war, wie wenn es mein eigenes Gesicht wäre, es war, wie wenn wir ganz gleich wären.« (Ob sie denn zu einer Person geworden seien?) »Äußerlich waren wir noch zwei, aber innerlich waren wir ganz gleich.«

Hier hat also das Ich der Kranken seine Festigkeit und Geschlossenheit so weit verloren, daß es sich von dem eines anderen nicht mehr sicher zu sondern vermag, daß es sich mit dem Du verwechselt[1]). Die gefühlte innere Verbundenheit, die sie mit der anderen verknüpft, zieht ihr Ich gleichsam in das Jener hinein, verlöscht die Unterschiede, vereint und verschmilzt beide.

Und wie von Personen, so fühlt sie sich von den Dingen angezogen, verliert sich in sie. Magische Kräfte fühlt sie von den Dingen auf sich überströmen. Nun erscheint alles von gesteigerter Bedeutsamkeit. Überall ist Sinn und hinter dem Sinn ein Hintersinn, unabsehbare Hintergründe und Perspektiven eröffnen sich. Die unscheinbarsten Gegenstände scheinen einen unendlichen Bedeutungshintergrund zu haben und sprechen mit unerhörter Eindringlichkeit.

»Bald fühlte ich mich von einer Person, bald von der Natur draußen, bald von einem Gegenstand unwiderstehlich angezogen, das eine Mal vom Menschen, dann von der Erde, auch vom Holz, daß ich mich unwillkürlich auf einen Stuhl setzen mußte. Da war es, wie wenn ich gar nicht mehr für mich allein eine Person wäre, es war wie ein Einswerden mit dem allem und dann wieder ein Auseinandergehen.«

Ein ganz unscheinbares Landschaftsbild über ihrem Bett strömt ungeheure Kräfte auf sie aus: »Es war, wie wenn das Bild über meinem Bett in mir versinnbildlicht wäre, da hatte ich die Kraft in mir, das Bild bedeutet doch Kraft, da hat sich doch alle Kraft darin konzentriert, die Kraft, die in dem Bild versinnbildlicht war, war nun in mir drin, dadurch habe ich das Bild erst richtig verstanden.« »Es war eine elementare Kraft, die in der Natur waltet, im ganzen Weltall, die da zusammengehalten und in rechte Bahnen geleitet werden muß. Es ist, als wenn ich alles, was ich sehe, nachmalen müßte mit meinen Augen, erst seh' ich's, dann ist's in mir drin und dann wieder draußen.«

Diese Schilderungen unserer Kranken mögen poetisch-metaphorisch klingen, im Bewußtsein der Kranken ist doch während des Erlebens nichts von einer bloß gleichnisartigen Auffassung, sie lebt wirklich außer sich, in den Personen und Gegenständen, zu denen sie sich hingezogen fühlt. Sie verliert ihr Ich[2]) und vertauscht es mit dem Du.

Tod der Schwester habe sie einmal einen Traum gehabt; sie stand allein am Meer, das ganz trüb war, und wollte ihr Gesicht drin sehen, aber sie fand es nicht, da hatte sie ein unbestimmtes Gefühl, als würde jemand sterben.

[1]) Ähnlich klagt ein Patient Nunbergs dem Arzt, daß er nicht mehr wisse, ob er jener sei oder er selbst. (Nunberg, Intern. Zeitschr. f. Psychoanalyse, VII, 1921.)

[2]) In strengem Sinne wird man allerdings das Erlebnis des Sichverlierens und Aufgehens in Menschen und Dinge der Umwelt kaum als wirklichen Ichverlust kennzeichnen dürfen. Schilder äußert einmal bei der Analyse analoger Fälle, daß man von einem Schwinden des Ich nicht sprechen könne: »Das Ich ist eben im Erleben des Gegenstandes bereits enthalten. Es ist auch gar nicht zu erklären, woher denn alle diese Patienten das Wissen haben, daß die geschilderten Erlebnisse ihre eigenen sind. Es könnten ja ebensogut Erinnerungen an Erzählungen von Erlebnissen anderer sein. Es muß also in dem Erleben etwas enthalten gewesen sein, das dieses Erleben als ihr eigenes Erleben kennzeichnete.« (Selbstbewußtsein und Persönlichkeitsbewußtsein, S. 217.)

Ein weiteres Beispiel für den Verlust der Ichgrenze: Eine Kranke erzählt von sich, sie habe sich für die heilige Theresia gehalten. Ein Bild der Heiligen, ihrer Namenspatronin, habe über ihrem Bett gehangen; da habe sie gemeint, sie sei selbst die heilige Theresia.

Die Kranke konnte diese Identifizierung vollziehen, obwohl ihr gerade wie uns die heilige Theresia eine bestimmte historische längstvergangener Zeit angehörige Person ist. Für unser logisches Denken ist es widersinnig, zwei zu verschiedenen Zeiten lebende Personen als eine zu denken. Nicht so für das Denken der Kranken. Nehmen wir, um das zu begreifen, ein entsprechendes Beispiel aus der Gedankenwelt der Primitiven. Von den Steinen erzählt von den Bororo, einem nordbrasilianischen Stamm, daß sie sich rühmen, Araras (rote Papageien) zu sein. »Das bedeutet nicht bloß, daß sie nach ihrem Tod Araras werden, bemerkt Levy-Brühl, auch nicht bloß, daß die Araras verwandelte Bororo sind und als solche behandelt werden müssen. Es handelt sich um etwas ganz anderes. Die Bororo, sagt von den Steinen, der es nicht glauben wollte, der sich aber ihren ausdrücklichen Behauptungen ergeben mußte, die Bororo geben kalt zu verstehen, daß sie wirklich rote Araras seien, wie wenn eine Raupe sagte, daß sie ein Schmetterling sei. Das ist nicht ein Name, den sie sich beilegen, das ist nicht eine Verwandtschaft, die sie behaupten. Was sie verstehen lassen wollen, ist eine Wesensidentität.«

Für das Denken der Primitiven bietet diese Identifizierung zwischen einer Totemgruppe und ihrem Totem keine Schwierigkeiten. »Bei den Aruntas ist jedes Individuum die Wiederverkörperung eines Ahnen aus dem Alcheringa-Zeitalter (mythische Periode) oder des Teilgeistes eines Tieres des Alcheringa. Vom Totem jedes Menschen glaubt man, daß es dasselbe ist wie er selbst ... Jedes Individuum ist also zugleich dieser oder jener Mann, dieses oder jenes Weib, die tatsächlich am Leben sind, jener menschliche oder halbmenschliche Vorfahre, der zur sagenhaften Zeit des Alcheringa gelebt hat, und zugleich ist es sein Totem, d. h. es nimmt in mystischer Weise an der Wesenheit der Pflanzen- oder Tierart, deren Namen es trägt, teil. Das Verbum: ‚Sein‘ ... hat nicht den gewöhnlichen Sinn der Kopula wie in den Sprachen, die wir sprechen. Es bedeutet etwas anderes und mehr. Es ist in ihm ... das Bewußtsein einer Art von Symbiose durch Wesensidentität enthalten.« »Das wirkliche Individuum sowohl als auch der Ahne, der in ihm wieder auflebt, und schließlich die Tier- oder Pflanzenart, die sein Totem ist, sind miteinander in Eins verschmolzen. Für unsere Geistesbeschaffenheit liegen hier unbedingt drei verschiedene Realitäten vor, mag deren Verwandtschaft noch so groß sein. Für die ‚prälogische‘ Geistesbeschaffenheit bilden die drei bloß eine, indem sie doch zugleich drei sind.« Es ist also für die primitive Geistesbeschaffenheit bezeichnend, daß »die Gegenstände, Wesen, Erscheinungen auf eine uns unverständliche Weise sie selbst und zugleich etwas anderes als sie selbst sein können.« »Für diese geistige Beschaffenheit führt der Gegensatz zwischen dem Einen und dem Vielen, demselben und dem anderen, nicht notwendig dazu, eine dieser Bestimmungen zu verneinen, wenn man die andere bejaht, und umgekehrt. Der Gegensatz hat nur ein sekundäres Interesse. Manchmal wird er bemerkt, manchmal auch nicht. Oft verliert er alle Bedeutung gegenüber einer mystischen Wesensgemeinschaft von Wesen, die indessen für unser Denken nicht ohne Widersinn miteinander verschmolzen werden können« (Levy-Brühl, Das Denken der Naturvölker, deutsch 1921, S. 58, 70, 71).

In derselben Weise müssen auch die **Identifizierungen Schizophrener** verstanden werden. Es sind **Verschmelzungen auf Grund einer erlebten »mystischen« Wesensgemeinschaft**.

Levy-Brühl spricht von einem **Gesetz der Partizipation** (Anteilnahme an einem anderen Wesen), durch das es dem Primitiven möglich wird, zugleich ein bestimmtes Individuum und ein anderes zu sein. In der Schizophrenie werden derartige Partizipationen, die der entwickelte Mensch höchstens noch auf religiösem Gebiet in den Gefühlen mystischer Verbundenheit mit der Gottheit bewahrt hat, wieder lebendig.

Gleichzeitige Partizipationen an mehreren Individuen, wie sie von unseren Kranken geschildert werden, werden nun in einer sehr eigenartigen diffusen und komplexen Weise erlebt. So berichtet der schon mehrfach genannte schizophrene Lehrer, der sich mit einem in der Ferne weilenden Mädchen sexuell verbunden fühlte: Jene sei für ihn Eva gewesen, während er selbst Adam war, er sei aber auch selbst die Schlange gewesen, das habe er daran gemerkt, daß es »immer in Windungen und Kreisen ging«. Dabei habe er noch gewußt, daß er eigentlich er selbst war. »Jeder weiß doch noch etwas von sich.« Offenbar war er aber auch Eva gewesen, das ging daraus hervor, daß er einen Stich am Herzen gefühlt hatte, »der die Mutterwehen bedeutete«. Spontan setzte er hinzu, »es war alles unklar, mehr instinktiv, gefühlsmäßig gedacht«.

Auch bei den Partizipationen des Ichbewußtseins treffen wir mithin auf ein **komplexes undifferenziertes Erleben**[1]), analog wie auf der Seite des Gegenstandsbewußtseins. Überhaupt stehen die Gesetzmäßigkeiten, die wir auf der gegenständlichen und auf der zuständlichen Seite des Bewußtseins fanden, in Parallele zueinander. Die Möglichkeit des Zustandekommens von Partizipationen des Ichbewußtseins liegt in der geringeren **Formung, Konstanz und Geschlossenheit**, die das primitive Ichbewußtsein im Gegensatz zu dem des entwickelten Menschen zeigt. Wie wir auf dem Gebiet des Gegenstandsbewußtseins zeigen konnten, daß seine Anomalien beim Schizophrenen auf einen Verlust derjenigen Konstanten beruhen, die dem Weltbild des entwickelten Menschen Gliederung, Formung und Struktur verleihen, so hat sich jetzt im Bereich des zuständlichen Erlebens der Schizophrenen als Parallelerscheinung ein analoger Verlust an Konstanz des Ichbewußtseins gezeigt. Und wie dort die undifferenzierten anschaulichen Komplexqualitäten die Welt der geformten Dinge, der geordneten Erlebnisgruppen und der festen Begriffe ersetzen, so ist hier an die Stelle eines geschlossenen Ichbewußtseins ein komplexes Nebeneinander von Teilkomponenten und eine Offenheit der Ichgrenzen getreten, die mannigfache diffuse Verschmelzungen und Partizipationen mit anderen Individuen ermöglicht.

---

[1]) Vgl. dazu auch das S. 17 Anm. erwähnte von Reiß angeführte Beispiel von der »Kuh Europa«.

4. Verschmelzung von Ich und Gegenständlichkeit im schizophrenen Erleben.

Es ist durch unsere letzten Ausführungen wohl deutlich geworden, daß die anfangs gemachte, vom Standpunkt des entwickelten Denkens scheinbar ganz selbstverständliche Unterscheidung zwischen den Erlebnissen des Gegenstandsbewußtseins und den Icherlebnissen für den Schizophrenen nicht unbedingte Geltung beanspruchen kann. Wir fanden uns vielmehr mehrfach vor ein Erleben gestellt, in dem die Trennung zwischen Ich- und Gegenstandsbewußtsein aufgehoben ist, in dem das Ich sich nicht mehr von Nichtich, das Subjekt sich nicht mehr vom Objekt sondert, vielmehr **Ich und Welt zu einem untrennbaren Gesamtkomplex zusammengeschlossen sind.**

Ähnliches können wir am ehesten vielleicht noch in der »ästhetischen Einfühlung« erleben. Ich denke da an gewisse Formen eines dynamischen Sich-Einlebens und Mitlebens mit der umgebenden Natur. Man höre etwa folgende Schilderung Störrings: »Vom Rigi sieht man nach Süden zu einen Vorberg mit einer in ebener Fläche abstürzenden Felswand und unter dieser eine zweite, welche zu der ersten parallel verläuft, etwas weiter zurückliegend. Die Grenze zwischen beiden Felswänden ist ein ziemlich glatter Bogen. Ich habe bei Betrachtung der aneinanderstoßenden Felswände den Eindruck, als ob jener Bogen durch eine kraftvolle Betätigung meines körperlich-geistigen Ich zustande gekommen wäre. In diese Betätigung denke ich mich versetzt, ich empfinde dabei entsprechende Impulse in meinem rechten Arm« (Störring, Psychologie des menschlichen Gefühlslebens, 1916, S. 192).

Auf primitiver Stufe kommt es beim Erfassen von Gegenständlichem nicht nur zu einem bloß seelischen Mitschwingen mit der Dynamik des Objekts, nicht nur zu einem bloßen Mitbeteiligtsein von Bewegungsempfindungen und Impulsen, sondern zu einem wirklich **motorischen Mitleben in Ausdrucksbewegungen und Handlungen**[1].

Wir müssen auf Grund dieser Erkenntnis unsere anfänglich gemachten Ausführungen über die Begriffsbildung auf primitiver Geistesstufe nach gewissen Richtungen erweitern. Es handelt sich beim primitiven Erkennen und Begreifen, wie wir dies schon früher andeuteten, nicht nur um eine rein gegenständliche Wiedergabe, sei diese nun mehr begrifflicher oder anschaulich-bildhafter Art, sondern immer auch um ein starkes Mitbeteiligtsein zuständlicher Momente. Das Ich und seine Gefühlszustände, seine Organempfindungen und seine Ausdrucksbewegungen sind beim gegenständlichen Begreifen stets mit affiziert. Hinsichtlich der Gefühlszustände und Organempfindungen haben wir das bereits hervorgehoben[2]. Was die Ausdrucksbewegungen betrifft, so denke

---

[1] Auch im Traum werden bloße Intentionen zu Vollerlebnissen. »Wie wir uns im Traum statt vorstellend wahrnehmend wähnen, so statt strebend handelnd. Wie die Erinnerungsbilder in der Trugwahrnehmung, bringen es die Intentionen in der Trughandlung zum vollen Erleben.« (Berze, Primäre Insuffizienz der psych. Aktivität, S. 269.)

[2] Wir wiesen auf den »gefühlsartigen« Charakter des komplexen Denkens hin und zeigten die innige Verkettung von Gefühlen und Organempfindungen im primitiven Denken. Vgl. auch die Rolle der Organempfindungen bei den Personifikationen Staudenmaiers, auf die wir Seite 24 aufmerksam machten.

man an die große Rolle, die bei primitiven Stämmen die mimische Veranschaulichung für das Erfassen und Übertragen von Erkenntnissen und Lehren spielt (z. B. in den Mysterien). Der Primitive lebt sich motorisch in die Dinge ein, die er begreifen und deren Kenntnis er vermitteln will, und stellt sie mimisch dar. Man hat mit Recht gesagt, daß die Religion ursprünglich weder begriffen noch gefühlt, sondern »getanzt« wird (E. O. James, zitiert bei Thurnwald, Psychologie des Totemismus, Anthropos 1919/20).

Werner unterscheidet einen dynamischen Begriff, der seinen Stoff aus Bewegungsempfindungen empfängt, von einem statischen, und meint, daß der erstere der ursprünglichere sei. Der Gegenstand Ball kann z. B. vom Kind auf dreierlei Weisen begriffen werden: Erstens durch einen statischen Begriff, als ein Objekt von kugeliger Form und bestimmten Stoff, zweitens dynamisch, und zwar auf zweierlei Arten, einmal indem wir etwas mit ihm tun, ihn z. B. in die Höhe werfen, oder indem wir seine Springbewegung selbst begreifen, durch Nachahmungsbereitschaft. So macht das Kind beim Ballspiel etwa dieselben Springbewegungen wie der Ball selbst. In diese Kategorie des dynamischen Begreifens gehört es auch, wenn ein Kind beim Lokomotivspiel die Lokomotive durch entsprechende Trampelbewegungen und Fauchen selbst darstellt. (H. Werner, Skizzen zu einer Begriffstafel auf genetischer Grundlage, Archiv f. system. Philosophie, 1912).

Ein analoges Beispiel einer dynamischen Begriffsbildung bei einer intelligenten Schizophrenen, von der noch weiterhin die Rede sein wird, ist folgendes: Sie liegt auf dem Boden und nimmt eigentümliche Stellungen ein, offenbar sucht sie nach einer passenden Lage, ohne sie finden zu können. Sie bittet den Ref., ihr zu helfen, und zwar dadurch, daß er ihr »das Wort« sage, das ihr nicht in den Sinn kommt. Aus der Art der Stellungen, die sie einnimmt, ergibt sich, daß sie etwas wie Symmetrie oder Proportion meint. Als Ref. ihr das letztere Wort sagt, ist sie befriedigt und äußert, gerade dieses Wort habe sie gesucht. Die Aneignung des nicht präsenten Begriffs geschieht hier also mit Hilfe eines Veranschaulichungsversuchs am eigenen Körper.

Levy-Brühl sucht eine derartige unmittelbare seelisch-körperliche Ichbeteiligung am gegenständlichen Begreifen als »Partizipation« des Ich an den Objekten verständlich zu machen. Er macht darauf aufmerksam, daß das gegenständliche Erfassen und Erkennen beim Primitiven einen ganz anderen Charakter hat als bei uns. Er bestreitet, daß es sich um ein Vorstellen in unserem Sinne handelt. Der Primitive stellt sich den Gegenstand nicht bloß vor, sagt er, er »besitzt ihn«, er »partizipiert an ihm«. Es fehlt hier ganz jene Fremdheit, die die gegenständliche Welt vom Ich sondert und abhebt, jene ursprüngliche Zweiheit, die alles Erfassen und Erkennen in unserem Sinne erst ermöglicht. »Das Wesen der Partizipation ist gerade das, daß jede Zweiheit ausgelöscht ist, und daß unbekümmert um das Prinzip des Widerspruchs das Subjekt zugleich es selbst und das Wesen ist, an dem es partizipiert.« Es handelt sich um »die Erfahrung eines intimen und vollständigen Innehabens des Objektes, eines Innehabens, das viel tiefer ist als ein jedes, das in der Tätigkeit des Verstandes seinen Ursprung hat« (Levy-Brühl, a. a. O., S. 324, 344). — In der Schizophrenie finden wir nicht selten dasselbe Erleben eines Hineinrückens des Gegenständlichen in die erweiterte Ichsphäre, oder eines völligen Aufgehens des Ich-Bewußtseins im Gegenständlichen. Die oben genannte Kranke[1]) liegt eines Tages weinend auf dem Sofa: »Ich weiß gar nicht, wer ich bin, ich kenne mich gar nicht, ich weiß von meinem Vorleben nichts mehr, irgend etwas muß ich mal getan haben, sagen Sie mir doch, wer ich bin!« (Sie sei doch die Frau Dr.) »Die einstige Frau Dr. ist aufgeteilt, Sie müssen mir wieder eine Daseinsform geben, seien Sie doch Frau Dr., bitte!« Abends erklärt sie auf Fragen, was die Szene bedeutet habe: »Das war doch nicht ich, das war ein Junge, ich war doch außer mir, ich war nicht mehr die Frau, die soviel gelitten hat, nur ein Junge, der die Mutter herbeisehnt. Mit dem Jungen, der mich aus dem Haus bringen wollte, wäre ich herausgekommen.« Diese Persönlichkeitsumwandlung war wohl ein verdichteter Wunschausdruck verschiedenster Tendenzen. Der Wunsch nach Vertauschung der Geschlechtsrolle, der Wunsch, Mann zu sein, der auch sonst bei ihr nachzuweisen ist, spielte da eine Rolle. Mit diesem verdichtete sich der Wunsch nach einem Kind, der gleichfalls in ihren Phantasien immer wieder auftauchte (ihre Ehe war kinderlos geblieben), dieses Kind sollte zugleich ihr Befreier aus der Klinik sein; da der Helfer nicht kam, stellte sie ihn selbst dar, indem sie sich mit ihm identifizierte. Sie erlangt also, was ihr fehlt, durch eine magische Umwandlung ihres Ich, durch eine Aufnahme des fremden Seins in ihr eigenes[2]). Entsprechende Vorgänge kennen wir aus der Kinderpsychologie: Freud führt den Fall eines Kindes an, das, unglücklich über den Verlust eines Kätzchens, erklärte, es sei selbst ein Kätzchen, das nicht mehr am Tisch essen wollte und auf allen vieren kroch (Freud, Massenpsychologie und Ichanalyse, 1921, S. 74).

Die Kranke treibt eine Art von primitivem Vorbildzauber durch eine »persönliche, motorische, magische Anähnlichung« (Werner) an das Objekt, welches sie herbeizaubern will. Ein Bewußtsein des bloß Fiktiven ihrer Handlungsweise ist dabei nicht vorhanden, ebensowenig wie etwa bei einem primitiven Jäger, der »in wunschtraumhafter Identifizierung« das Jagdwild nachahmt, das »Bewußtsein des bloß Umschreibenden, Analogen« besteht (Werner, Ursprünge der Metapher, S. 23, 24, 30).

Derartige, nicht gleichnismäßige, sondern wirkliche Ichumwandlungen sind für das primitive Seelenleben sehr charakteristisch. Wenn der Wilde bei den kultischen Zeremonien Dämonen verkörpert, so kann jedes Bewußtsein einer gleichnisartigen, fiktiven Einstellung fehlen. Er ist vielmehr der Dämon selbst. Die völlige Überzeugtheit des Primitiven von der Identität des Darstellers mit dem dargestellten Dämon geht z. B. aus den Schilderungen von Preuß über die Menschenopfer in Mexiko mit Deutlichkeit hervor. Die grausame Hinopferung der als Dämonen verkleideten Kriegsgefangenen, denen das Herz herausgerissen und ins Feuer geworfen wurde, hatte den Sinn eines Erneuerungszaubers: Es handelte sich um die blutige Verjüngung einer Sonnen- oder Vegetationsgottheit. Daß dieser Erneuerungszauber, der dem Primitiven zur Sicherung

---

[1]) Der phänomenologisch außerordentlich reiche Fall soll an anderer Stelle eine eingehende Behandlung erfahren.
[2]) Schilder sieht in der Identifizierung eine »affektive Aneignung«. Der Wunsch: »Wäre ich so wie du«, wirkt sich in einer Persönlichkeitsänderung aus. (Schilder: Über Identifizierung, Zeitschr. f. d. ges. Neurologie u. Psychiatrie, Bd. 59).

des Sonnenlaufs oder des Wechsels der Jahreszeiten notwendig erschien, durch wirkliche Menschenopfer realisiert wurde, spricht deutlich für die unmittelbar erlebte Identität des Darstellers mit der dargestellten Gottheit (vgl. Preuß, Der Ursprung der Menschenopfer in Mexiko, Globus 86, 1904).

Wir haben mit den letzten Beispielen bereits die Problemsphäre des Magischen betreten, die wir nunmehr erörtern werden. Doch blicken wir vorher noch einmal kurz zurück.

Alle bisherigen Ausführungen galten dem Nachweis der Übereinstimmung der Strukturverhältnisse des schizophrenen Gegenstands- und Ichbewußtseins mit entsprechenden Erlebnisformen auf primitiver Geistesstufe. Dabei stellte sich die Trennung des gegenständlichen und Icherlebens als eine bloß vorläufige, nicht im Erleben selbst begründete Unterscheidung heraus.

Nun ist nachzutragen, daß alle bisherigen Feststellungen nur mit einer wichtigen Einschränkung gelten:

Die primitiv-archaische Weise, in der der Schizophrene die Welt erlebt und begreift, umfaßt nicht seine gesamten Erlebnisse und Denkmöglichkeiten. Schon der Primitive hat mehr Denkmöglichkeiten als die gekennzeichneten. Es kann schon ein logisch-kategoriales Denken in unserem Sinne bei ihm mehr oder weniger entwickelt sein. Ob er nun »prälogisch« denkt (Levy-Brühl) oder die Begriffe unseres entwickelten Denkens verwendet, hängt offenbar im wesentlichen von der vorherrschenden Einstellung ab. Wenn nach einem Beispiel Levy-Brühls ein primitiver Jäger zwei Stück Wild erlegt hat und sie aufheben will und nur eines findet, wird er sich fragen, was aus dem zweiten geworden ist, und es suchen. Ist er jedoch nicht auf die realen Zusammenhänge, sondern auf die magischen Beziehungen eingestellt, so können, wie wir sahen, unter Umständen zwei Individuen für ihn zu einem einzigen verschmolzen sein. Wenn nun der Primitive zu differenzierteren Begriffsbildungen nicht fortschreitet, wenn er z. B. im höheren Zahlengebiet an Stelle unserer Zahlenbegriffe bloß »approximative Gruppengebilde« kennt (wie wir in: ein Haufe u. dgl.), so sind doch, wie dies besonders Wertheimer betont hat, derartige »begriffsanaloge Bildungen« für ihn deshalb nicht unzureichend, weil sie für seine eingeschränktere Lebenssphäre durchaus ausreichen. Den Anspruch, zu Denkkonzeptionen fortzuschreiten, die über die gegebene Situation hinaus für die gesamte Wirklichkeit Geltung haben — eine für uns ganz selbstverständliche Forderung —, stellt er nicht.[1]

Für den Schizophrenen gilt natürlich in viel höherem Maße, daß er nicht auf die »prälogische« Erlebnis- und Denkweise beschränkt ist. Er kann sich vielmehr, falls seine entwickelte Denkfähigkeit nicht etwa völlig zerstört ist, oft noch auf die uns geläufigen Denkverbindungen umstellen. Aber diese

---

[1] Nach Reiß (Zur Theorie der schizophrenen Denkstörung) ist, »die genetische Entstehung des logischen Oberbaus« »stufenweise zu denken, so daß Auffassung und Herstellung gegenständlicher Beziehungen anfangs nur im Umkreis bestimmter Affekt- bzw. Instinktkreise Geltung hatten. Daher auch das Versagen der sonst so sicheren Realitätsanpassung Primitiver, sobald die Situation einen anderen Einstellungskreis erfordert, als er durch die gegebenen Reize erregt wird.« Der Zerfall des schizophrenen Denkens in Komplexe entspricht dann einem Rückfall in die Entwicklungsstufe der Affekt- und Instinktkreise (Zentralbl. f. d. ges. Neurologie u. Psychiatrie, Referate, Bd. 25).

Umstellung ist deshalb so erschwert, und bleibt fast stets unvollständig, weil er durch Gefühlseinstellungen an bestimmte Phantasiekreise gebunden ist, die in »prälogischen« Ausdrucksformen eine viel adäquatere Spiegelung erfahren können als in den Begriffen des gewöhnlichen Denkens. Ein Bedürfnis, zu den die gesamte Wirklichkeit umspannenden Kategorien unseres entwickelten Denkens fortzuschreiten, besteht häufig nicht, da die objektive Wirklichkeit mehr oder weniger »abgesperrt« wird. Für den Aufbau seiner »Phantasiewirklichkeit«, die ihm die reale Welt ersetzen muß, sind dem Schizophrenen die archaisch-primitiven Denkgebilde deshalb so brauchbare Fundamente, weil sie allein die nötige Elastizität besitzen, das schwanke Gebäude seiner Gedankenwelt zu tragen, das nicht nach den starren Regeln des Verstandes, sondern nach den Bedürfnissen des Gemütes und den Launen einer spielenden Phantasiebetätigung zusammengefügt ist.

Zweiter Abschnitt.
Archaisch-primitive Gefühlseinstellungen und Erlebnisrichtungen.
1. Die magisch-tabuistische Einstellung.

Das komplexe Gegenstandsbewußtsein und das komplexe Icherleben sind die Grundlagen, auf denen sich das Denken der Schizophrenen entfaltet. Um welche Einstellungen es sich gruppiert, welchen Tendenzen es folgt, das ist in der komplexen Grundlage noch nicht gegeben. Wiederum müssen wir, wie zu Beginn unserer Untersuchungen, auf die Seite des Wollens und Handelns blicken, wenn wir das Denken unserer Kranken in seiner spezifischen Struktur erfassen wollen. Denn die Einstellungen, die das Denken einnimmt, die Richtungen, denen es folgt, sind ihm überall durch Gefühls- und Willenstendenzen vorgeschrieben. Nun wissen wir, daß der Schizophrene die Tragweite seiner Gedanken und Wünsche überschätzt und ihnen eine Wirksamkeit zutraut, die sie nicht besitzen. Er ist von der »Allmacht seiner Gedanken« (Freud) überzeugt. Während er vielleicht passiv und willensgesperrt in stuporöser Untätigkeit verharrt, meint er, die wunderbarsten und großartigsten Wirkungen ins Kosmische zu vollführen[1]. Er merkt nicht, daß er nicht handelt, sondern nur wünscht, weil er Wünschen vom Wollen und Handeln nicht mehr zu trennen vermag. Sein Willensleben ist auf eine genetisch frühere Stufe gesunken, in dem sich Willenshandlung und bloßer Wunsch noch nicht als unterschiedene Erlebnisarten herausdifferenziert haben. Auch der Primitive kennt diese Unterschiede nicht, er weiß nur von einem undifferenzierten Wollen von Zielen, die sich erst allmählich durch die Erfahrungen des »Tunkönnens und Nichttunkönnens« (Scheler) zum Teil als nur wünschbar herausstellen. »Je primitiver der Mensch ist, desto mehr hat er den Glauben, alles durch sein bloßes Wollen erreichen zu können« . . . »Das Kind kann auch wollen, daß jener Stern dort in seinen Schoß falle« . . . Erst mit der seelischen Reifung erfolgt »die Beschränkung

---
[1] Wie im Traum wandeln sich ihm bloße Impulse und Intentionen in Vollerlebnisse um. Berze spricht treffend von »Aktionshalluzinationen« (Berze, Die primäre Insuffizienz der psychischen Aktivität, S. 269).

des Wollens auf die Sphäre des Tunlichen«, das Wollen wird zum bloßen Wünschen reduziert (Scheler, Jahrbuch f. Philosophie u. phänomenol. Forschung, I. Bd., Teil 2, S. 527ff.). Nur unter der Voraussetzung eines noch undifferenzierten Wollens, dem noch ein jedes Ziel realisierbar erscheint, wird die Magie der Naturvölker verständlich. Die gleiche fehlende Unterscheidung von Wünschen und Wollen ist auch der Boden, auf dem das magische Denken der Schizophrenen erwächst.

Die letzten Antriebe zu magischen Denkkonzeptionen liegen — ich folge darin Ausführungen von Preuß und Werner — wahrscheinlich in Selbsterhaltungs- und Sicherungstrieben. Die magischen Mittel und Gebräuche beim Primitiven entspringen wohl überall ursprünglich dem Streben, sich gegen gefährliche Einflüsse (Krankheiten) zu schützen und über die Umwelt Macht zu erlangen (Jagd auf wilde Tiere). Das Erlegen eines überlegenen Tieres und die Erlangung eines Abzeichens von ihm (Stück Fell u. dgl.) gab ein Kraftgefühl, das sich auch der Trophäe mitteilte und ihm die Bedeutung eines Zaubermittels verlieh; ganz ähnlich bekamen Steine und Knochen ihre magische Bedeutung ursprünglich von ihrem Wert, die sie in entscheidenden Augenblicken als Waffen bewiesen hatten. An dieser magischen Kraft nahm der Besitzer derartiger Objekte teil. Der Somal stellt seinen Fuß auf eine Schildkröte, um so harte Sohlen wie die Schildkrötenschale zu bekommen (Preuß, Die geistige Kultur der Naturvölker, 1914, S. 26). Der Wunsch, die Umwelt zu beherrschen und sich ihre Kräfte anzueignen, liegt auch der Tiernachahmung des primitiven Jägers zugrunde. Zunächst mag die instinktive Erkenntnis, daß sich Tiere gleicher Art mit Vorliebe aufsuchen, den Jäger zur Bekleidung mit Tiermasken veranlaßt haben (vgl. Werner, Ursprünge der Metapher, S. 23 und 53). Dann aber ließ das Kraftgefühl des erreichten Erfolges die Tiernachahmung als ein magisches Mittel erscheinen. Man glaubte nun, durch Ausführung der entsprechenden Tierbewegungen die Tiere anlocken zu können. Die Prärieindianer stellen, um Büffel anzulocken, dieselben im Tanze dar. Dabei werden die als Büffel verkleideten Indianer von den Genossen mit stumpfen Pfeilen beschossen (Preuß, a. a. O., S. 29). So wie wir einer in unerwünschter Richtung davon eilenden Kegelkugel durch Beugung unseres Körpers nach der entgegengesetzten Richtung einen veränderten Lauf zu geben suchen, so sucht der Primitive im Vorbildzauber auf entfernte, seinem Willen entzogene Objekte einzuwirken. Dabei bedient er sich bald des eigenen Körpers, bald fremder Objekte. Bei einem Sonnentanzfest der Araparo werden mit einem die Sonne vorstellenden heiligen Rad halbkreisförmige Bewegungen ausgeführt, damit die Sonne schneller über dem Horizont erscheint (Preuß, a. a. O., S. 29).

Die Aneignung und magische Verwertung von Tierteilen, die wir oben besprachen, wie auch die Nachahmung und der Vorbildzauber, bewirken im Glauben der Primitiven eine Übertragung der Kräfte des betreffenden Objektes auf den Ausführer der magischen Handlung. Die Anschauung, daß die Kräfte im Teil ebenso wirken wie im ganzen Objekt, im Abbild ebenso wie im Original, daß sie von einem Objekt auf ein anderes überfließen, liegt wieder im komplexen Denken des Primitiven begründet. Die Unterscheidung von Teil und Ganzem, von Bild und Original ist in ihrem Denken noch nicht entwickelt. Haare, Nägel, Exkremente sind ebenso wie das Spiegelbild integrierende Bestandteile des Menschen.

Die Kräfte sitzen nicht im Ding lokal beschränkt, sondern dehnen sich über das ganze Objekt gleichmäßig aus (wie in unserem S. 16 angeführten Beispiel die Eigenschaft der hinterlistigen »Krummheit« der Ruderer auf die Ruder überging). Sie strahlen auf andere Personen und Dinge aus[1]). So können sinnlich durchaus verschiedene Dinge gleichgesetzt werden, wenn sie nur durch magische Kraftbeziehungen verbunden sind. Ein Beispiel aus der mexikanischen Ideenwelt, das für diese komplexe, mit zahlreichen Verdichtungen arbeitende Denktätigkeit, die die heterogensten Dinge magisch verknüpft, besonders charakteristisch ist, haben wir schon kurz gestreift. Wir erwähnten schon, daß, wie Preuß gezeigt hat, von mexikanischen Stämmen die Sterne mit Hirschen identifiziert werden. Bei Tagesanbruch werden die Sterne vom Vorboten der Sonne, dem Morgenstern, gejagt und erlegt. Von dieser Jagd hängt alles Gedeihen in der Welt ab. Nun wird ferner der Hirsch auch mit einer Kaktusart identifiziert, die deswegen magische Bedeutung hat, weil ihr Genuß erregend wirkt und Halluzinationen erzeugt. Diese Kaktusart findet sich nur ziemlich fern in den östlichen Bergen. Dorthin werden nach der Ernte Männer gesandt, um den Kaktus zu sammeln und dem Stamm dadurch Gedeihen für das kommende Jahr zu sichern. Die Männer tragen die Gesichtsbemalung der Götter, und ihre Anführer stellen den Feuergott, den Sonnengott und andere Gottheiten dar. Wenn sie am Fundort anlangen, wird von ihnen der erste Kaktus wie ein Hirsch mit Pfeilen geschossen. Der Fundort wird das Lichtland oder Morgendämmerung genannt und offenbar mit dem Ort des Erscheinens des Morgensterns identifiziert (Preuß, Die geistige Kultur der Naturvölker, S. 12).

Die magische Auffassung der Primitiven sieht in allen Dingen und Wesen, die irgendwelche emotionale Bedeutung für ihr Dasein besitzen, die Träger zauberischer Wirkungskräfte (»Mana«, »Orenda« usw.). Bei dem Fehlen festbegrenzter und einheitlich geschlossener Ding- und Ichvorstellungen werden dabei die einzelnen vital wichtigen Bestandteile der eigenen wie der fremden Individualität zu selbständig wirkenden Kraftquellen objektiviert. **Die einzelnen Körperfunktionen haben zauberische Wirkungen.** Bei den Joruba besitzt jedes Individuum drei Geister, von diesen wohnt einer im Kopf, einer im Magen und einer im großen Zeh. Der erste wird Olori, Eigentümer oder Herr des Kopfes genannt, bisweilen auch Ori, gleich Kopf, Fähigkeit, Talent; etwas Blut der ihm geopferten Hühner wird auf die Stirn geschmiert. Er verschafft dem Mann Glück; der zweite im Magen verursacht unter anderem das Hungergefühl, der dritte Geist im großen Zeh erhält nur Opfer, wenn man eine Reise antreten will, dann salbt man den großen Zeh mit Hühnerblut und Palmöl (Preuß, a. a. O., S. 28).

Je nachdem nun die Kräfte, die in den Umweltdingen wirken, dem Primitiven nützlich oder schädlich, lebensfördernd oder lebenshemmend erscheinen, wird er ihre Aneignung oder Vermeidung erstreben. Erscheinen die Kräfte dem

---

[1]) Der Anschauung von dem Ausströmen, »Emanieren« (Karutz) der Objekteigenschaften liegen wiederum natürliche Erfahrungen zugrunde (Ausströmen von Wärme, infizierende Wirkung des Kranken und Toten, »suggestive Übertragung von Gefühlen«, z. B. von Mut durch Händedruck u. dgl.). (Vgl. Karutz, Emanismus, Zeitschr. f. Ethnologie, 1913.)

Menschen körperlich oder seelisch schädlich, so wird sich Berührungsangst einstellen. Im Grunde ist alles, was »Mana« in sich enthält, ambivalent betont. Es hat eine Gefühlsgewalt, die lockend und gefährlich zugleich ist. Es ist ein lebenförderndes und -vernichtendes (Werner), ein »anziehendes und abdrängendes Moment« (Otto) in ihm. Man möchte sich die magischen Kräfte, die darin wirken, aneignen, aber man scheut sich vor der gefährlichen Macht; man vermeidet diese Objekte, sie sind »tabu«, denn ihre Berührung hat zur Folge, daß man selbst gleichsam von ihnen infiziert wird. Tabu ist das Berührungsverbot von Dingen und Personen, welche mana in sich tragen (Werner, Ursprünge der Metapher, S. 41). Tabu sind der Tote, die Angehörigen des Toten, die Frau während der Menstruation, der mannbare Jüngling, der mächtige Häuptling, der gefährliche Feind und der Fremdling. »Der Fremde und Unbekannte ist ebenso wie der Herrscher und Häuptling mit Macht erfüllt; alles Neue und Ungewöhnliche, Außerordentliche, wie alles Große, Gewaltige und Wunderbare, weckt im Primitiven Furcht und Zuversicht, Ehrfurcht und Staunen, es ist für ihn ‚Macht‘, wertvoll und gefährlich zugleich, mana und Tabu; ja in jedem Menschen wohnt solche Macht, die Lebenskraft, der zauberhafte Seelenstoff, wie er in den Haaren und in den Nägeln, im Blut, im Hauch und im Speichel sinnenfällig ist« (Heiler, Das Gebet, 3. Aufl., 1921, S. 108).

Da die tabuierten Personen und Objekte ihre Zauberkraft auf ihre Umgebung ausstrahlen (Tabu-Irradiation, Werner), so muß durch Tabuvorschriften die gefährliche Macht besonders zauberkräftiger Personen beschränkt werden. »Alles, was im entferntesten an die tabuierte Form erinnert, ist verpönt; ein Mädchen muß, falls es durch Zauber das Schwellen ihrer Brüste veranlassen will, dem Ufer des Meeres fernbleiben: die Wellen, die vom Ufer gegen das Meer zurückeilen, sind ein Bild des zurückweichenden Busens«, sie könnten dem Wachstum der Brüste schaden (Werner, a. a. O., S. 45).

Schließlich ist bei einer Charakteristik des Magischen der irrationale Gefühlshintergrund[1]) zu beachten, der allen diesen gedanklichen Konzeptionen ihren durchaus eigenartigen Charakter verleiht.

Die Gefühle des Grauens vor dem Unheimlichen, der dämonischen Scheu, des Staunens vor dem Unbegreiflichen, des Zurückschauderns vor dem Gefährlichen und des Angelocktwerdens durch das Wunderbare ergeben in ihrem Zusammenklang einen durchaus eigenartigen Stimmungshintergrund des magischen Gegenstandsbereichs (die »numinöse« Gemütsgestimmtheit Ottos[2])). Es ist

---

[1]) Den vieldeutig schillernden Begriff: irrational gebrauchen wir hier und im folgenden, wo er uns zur Charakteristik des Magischen und Religiösen dienen muß, in dem Sinne, in dem ihn Otto verwendet (Rudolf Otto, Das Heilige. Über das Irrationale in der Idee des Göttlichen und sein Verhältnis zum Rationalen, 5. Aufl., 1920, S. 73): »Wir meinen zunächst mit ‚Rational‘ in der Idee des Göttlichen dasjenige, was von ihr eingeht in die klare Faßbarkeit unseres begreifenden Vermögens, in den Bereich vertrauter und definibler Begriffe. Wir behaupten zu zweit, daß unter dieser Sphäre lauterer Klarheit eine dunkle Tiefe liege, die unseren Begriffen nicht zugänglich sei und die wir insofern das ‚Irrationale‘ nennen. Diese Bezeichnung ist uns also eine rein formale, nur gegensätzliche und also eine nur vorläufige, die uns gleichgültig wird, sobald es uns gelingt, uns über das Wie der Tiefe zu verständigen.« Im »Numinösen« sucht Otto das Irrationale in der Idee des Göttlichen dann positiv zu charakterisieren und zu umgrenzen.

[2]) Rudolf Otto, a. a. O.

jenes Urgefühl der bangen Scheu, der entzückten Bewunderung, aus dem die Vorstellung von der geheimnisvollen, wunderbaren »Macht«, der zauberhaften »Kraft«, dem Mana und Tabu geboren wurde, das Furcht und Hoffnung, Angst und Zuversicht, Scheu und Wonne, Zittern und Staunen umfaßt (Heiler, Das Gebet, 3. Aufl., S. 46). Diese besonderen Gefühlsqualitäten, die alles Magische umweben, können begrifflich niemals zureichend beschrieben, sie können nur mehr oder weniger adäquat nachgefühlt werden. Nur wenn wir die magischen Stimmungen im Hintergrund des eigenen Gefühlserlebens, wo sie noch dunkel in uns fortleben, aufsuchen und uns vergegenwärtigen, wird für uns das im folgenden zu schildernde Phänomen: das Wiedererwachen der primitiv-magischen Sphäre im Schizophrenen, wirklich lebendig. Ohne dieses mitfühlende Eigenerleben bleibt jene Sphäre uns verschlossen.

An einigen etwas eingehender analysierten Beispielen wollen wir nunmehr zeigen, wie die gekennzeichneten Eigentümlichkeiten der magischen Grundeinstellung: die komplexe Denktätigkeit, das undifferenzierte Willensleben, die primitiv-magischen Selbsterhöhungs- und Sicherungstendenzen, die Objektivierung von Persönlichkeitsbestandteilen zu Trägern von Zauberkräften, die tabuistische Berührungsangst und die Tabu-Irradiation — im Denken der Schizophrenen überall wiederkehren und ihm eine spezifische Färbung verleihen.

Wir bringen zunächst einige kürzere Belege für den Glauben an die magische Bedeutung der Körpervorgänge, sowie für die magische Objektivierung von Persönlichkeitsbestandteilen.

Für den Glauben an den Zauber der Körpervorgänge: des Schalles, des Hauches, der Nahrungsaufnahme, der Geschlechtsorgane, wie ihn insbesondere Preuß bei den Primitiven geschildert hat, hat Schilder bereits eine größere Menge von Beispielen gebracht (s. Schilder, »Wahn und Erkenntnis«, 1918). Einer seiner Patienten meint, daß er mit zwei oder drei Worten mehrere Menschen entkräften könne; ein anderer glaubt, daß er durch den Hauch seines Vaters Gift in seinen Körper hineinbekommen habe. Wieder ein anderer meint, daß er nach jeder Speise eine »andere Gesinnung« bekommt, er will durch einen Kreuzschnitt in die Hoden ein richtiger Mann werden (Anklang an die Pubertätsriten der Wilden). Es wäre dazu noch zu erwähnen, daß auch der Glaube an die Zaubertätigkeit der Haare bei den Kranken eine Rolle spielen kann. Eine unserer Kranken schreibt den Haaren eine besondere Bedeutung für die Aufnahme der Gedanken zu. »Die Gedankenübertragung geht durch die Haare, die Haarenden nehmen's auf; wenn die Haare geteilt sind, können sie viele Gedanken aufnehmen, da kommt mehr hinein, als man verarbeiten kann, gesundes Haar soll nur ein Ende haben.« Die Kranke glaubt, daß starkes Haar Kraft bedeutet und einen Schutz gibt gegen Gefahren und Beeinflussungen. »Warum ist die Schwester J. (Krankenschwester) so kalt? schaun Sie mal, was sie für langes Haar hat, und warum ist die W. (eine wegen Hirntumor operierte Patientin) so gequält?, weil sie keine Haare mehr hat.« Dieser Glaube an die magische Kraft der Haare ist typisch archaisch. Man denke an den Simsonmythus.

Ein schönes Beispiel für den Glauben der Kranken an die Zauberkraft der Geschlechtssphäre bot eine im Beginn des Klimakteriums befindliche, an starken sexuellen Erregungen leidende Schizophrene. Sie glaubte, daß die

Männer sie anschauen und beobachten und von ihr meinen, bei ihr sei »etwas nicht geheuer«. Sie äußerte, von ihr gehe eine Kraft aus, daß die Männer auf sie schauen müssen, eine Kraft, die den Männern an Leben und Gesundheit schaden könnte. Sie übe einen verderbenden und verpestenden Einfluß auf die Männer aus. Die schädigende Einwirkung gehe von ihren Geschlechtsorganen aus. Auch von den Männern gehen sexuelle Einflüsse auf sie über. Sie möchte am liebsten mit keinem Mann mehr zusammen sein, sich von allen zurückziehen.

Für die Kranke wird die im Beginn des Klimakteriums noch einmal aufflackernde sexuelle Erregung zu einer gefährlichen, in die Sexualsphäre lokalisierten Zauberkraft, die ganz im Sinne der Tabu-Irradiation die Tendenz hat, auf die Umgebung auszustrahlen und Schaden anzurichten. Die Angst vor der eigenen magischen Gefährlichkeit schlägt sich in einem Beziehungswahn nieder, sie glaubt, daß sie der allgemeinen Aufmerksamkeit ausgesetzt ist, daß sie gefürchtet und scheu gemieden wird, sie möchte sich von allen zurückziehen. Sie fühlt sich als eine tabuierte Person, gleichwie das menstruierende Mädchen bei manchen primitiven Stämmen, das das Haupt verhüllen muß, damit nicht die Sonne durch ihren Anblick verunreinigt und ihren Stammesgenossen tabu werde (Werner, Ursprünge der Metapher, S. 45).

Werden in dieser Weise die Kräfte, die in den einzelnen Körperbestandteilen wirken, objektiviert, so zerfällt der Körper in eine Vielzahl isoliert arbeitender Kraftzentren, die dann ganz im Sinne des primitiven Dämonenglaubens unter Umständen als Angriffspunkte fremder, in den Körper hineinwirkender Wesen aufgefaßt werden. So berichtet eine Kranke, daß ihr Teile von verschiedensten Personen einverleibt worden seien, sie habe das Gefühl, die Stimme, die Sinne und die Körperteile von fremden Personen in sich gehabt.

Eine andere Kranke schilderte, wie fremde Gestalten in sie eingegangen sind, Menschen aus der »Sphärenwelt«. Sie sah sie nicht, aber sie »fühlte« sie. Sie erlebte das Eingehen der fremden Wesen, die von ihr Besitz ergreifen, mit grotesker Anschaulichkeit: »Wenn eines keine geraden Füße hat, dann fühle ich, wie sich mein Fuß danach biegt. Morgens stellt sich oft ein Mädchen in mich hinein, dann bekomme ich einen ganz dicken Hals. Wenn einer stark ist, ein Mann ist, dann habe ich Mühe, mich aufrecht zu erhalten, dann wird das Gehen mir schwer.«

Überall in der primitiv-archaischen Gedankenwelt ist die Idee der Besitzergreifung des Menschen durch Dämonen verbreitet. Im alten Indien heißt es von den ekstatisch Erregten: Die Götter sind in sie eingegangen (Rigveda X, 136). Das Wort für Zauberer ist jatudhana, d. h. das Behältnis des Yatu, des Dämons (Oldenberg, Religion des Veda, 2. Aufl., 1917, S. 226, Anmerkung, und Hauer, Die Anfänge der Yogapraxis, 1922, S. 126). —

Die folgenden Krankengeschichten mögen ein gewisses Gesamtbild von der Bedeutung des Magischen in der schizophrenen Gedankenwelt vermitteln:

46jährige Maurersfrau, seit 2—3 Jahren im Wesen verändert, immer zurückgezogener, Einsiedlerin, allmählich sich verstärkender Beobachtungs- und Beeinflussungswahn. Aufgeschlossen, zugänglich, gibt gut Auskunft. Sehr merkwürdige Beeinflussungsideen. Sie hat ein unbehagliches Gefühl, daß in ihrem Waschtischspiegel die Nachbarhäuser »drin« sind. »Es möchte doch jeder die

Wohnung für sich haben.« Hier wird also ein ganz natürlicher Vorgang zu etwas Schreckerregendem, weil für sie das Bild der Nachbarhäuser im Spiegel ohne weiteres mit den Nachbarhäusern selbst und deren Insassen identifiziert wird. Wie beim Bildzauber der Primitiven werden Bild und Original gleichgesetzt. Das Bild hat für den Primitiven die Wirkungskraft des Originals, weil es »an der Natur, den Eigenschaften, dem Leben dessen, was von ihm abgebildet wird, partizipiert, d. h., es hat nicht etwa einen Bruchteil der Eigenschaften und des Lebens, die das Original auszeichnen. Der primitive Geist sieht keine Schwierigkeiten darin, das dieses Leben und diese Eigenschaften zugleich im Modell und im Bild liegen« (Levy-Brühl, Das Denken der Naturvölker, S. 60). Man begreift, warum die Kranke sich durch das Bild im Spiegel in ihrer Ruhe bedroht fühlt.

Sie klagt über ihr bisher unbekannte Beeinflussungen von seiten anderer. Es sind ihr »Gedanken verloren gegangen«, dadurch, daß sie den vielen Verwandten im Ort Kochrezepte gegeben hat. Sie fürchtet, wenn Ref. ihre Äußerungen aufschreibt, würden ihr dadurch ihre Gedanken weggenommen. »Wenn man all' seine Kenntnisse hergibt, kommt man wer weiß wohin, da steht man schließlich da wie ein Kind, muß wieder von vorne anfangen zu lernen.« Wiederum erlebt sie einen ganz natürlichen Vorgang: den der Mitteilung ihrer Gedanken an andere, als etwas unheimlich Bedrohliches. Die Hergabe ihrer Worte und Ideen ist für sie eine Art von substanziellem Verlust oder von Beraubung. Das ist nur aus einer primitiven Anschauungssphäre heraus verständlich, die in den Worten ganz substanzielle Teile der Person sieht, die gegeben und genommen werden können. Das Wort hat für den Primitiven »volle Dingbedeutung« (Freud). »So existiert bei den Primitiven vielfach eine wirkliche und physische Verbindung zwischen dem Menschen und seinem Namen. Man kann also einen Menschen in seinem Namen verletzen ... An einen Namen rühren heißt, an die Person selbst, oder an das Wesen, das diesen Namen trägt, rühren« (Levy-Brühl, a. a. O., S. 35). Wort und Ding, Name und Person werden gleichgesetzt. Mit den Worten hat die Kranke auch etwas von der eigenen Substanz weggegeben[1]).

Vor dem Ort hat ein Zigeunerwagen gestanden, da hat sie das Gefühl gehabt, daß »die ganze Wohnung von dem Wagen beschlagnahmt« sei. Wenn sie im Haus geputzt hat, so war es ihr, als hätte sie für jenen Wagen mitgeputzt. Diese zunächst so grotesk klingenden Äußerungen werden gleichfalls aus der Anschauungssphäre der Primitiven verständlich. Die Meinung, daß man für andere, auch wenn diese räumlich entfernt sind, mithandeln könne, entspricht ihrer magischen Grundanschauung. Es wird von manchen Stämmen berichtet, daß die Frauen während der Kriegszüge ihrer Männer kriegerische Scheinhandlungen vornehmen (z. B. indem sie über ihre Kinder herfallen und sie scheinbar zu Sklaven machen) (Preuß, Die geistige Kultur der Naturvölker, S. 29). Wie

---

[1]) Freud erwähnt den Fall einer zwangsneurotischen Kranken, die die Vermeidung angenommen hatte, ihren Namen niederzuschreiben, aus Angst, er könnte in jemandes Hand geraten, der damit in Besitz eines Stückes ihrer Persönlichkeit käme. Sie hatte sich das Gebot geschaffen, nichts von ihrer Person herzugeben; dazu gehörte zunächst der Name, in weiterer Ausdehnung die Handschrift, und darum gab sie schließlich das Schreiben auf. (Freud, Totem und Tabu, 2. Aufl., 1920, S. 76/77.)

man durch solche Tätigkeiten die Kraft der anderen zu erhöhen meint, so kann man sie durch unvorsichtige Handlungen auch ungünstig beeinflussen. So kann das Töten eines männlichen Tieres zu Hause den Tod des in den Kampf Gezogenen zur Folge haben (Preuß, a. a. O., S. 64). Wenn ein Teil der Bewohner eines Dayakdorfes auf Wildschweinjagd ausgezogen ist, so dürfen die Zurückgebliebenen unterdes weder Öl noch Wasser mit ihren Händen berühren, sonst würden die Jäger weiche Finger bekommen und die Beute aus ihren Händen schlüpfen lassen (Frazer, The magic art, zitiert bei Freud, Totem und Tabu, 2. Aufl., 1920, S. 108). Die letzteren Fälle klingen nahe an die Situation bei unserer Kranken an; auch ihre Handlung hat an einer räumlich entfernten Stelle Wirkungen, die sie selbst nicht beabsichtigt.

Sie meint ferner, daß die ängstlichen Gefühle, die manchmal über sie kommen, ihr eigentlich fremd seien, ihr nicht »zugehören«. Sie sei ängstlich wie ein Kind, das denkt, es bekommt Schläge. Sie müsse das Gefühl von einem ängstlichen Kind bekommen haben; sie fragt: »ob das Gefühl nicht den Kindern zugerechnet werden muß, den kleineren in der Ortschaftsschule?« Manchmal fühle sie sich auch müde, wahrscheinlich würde da ihre Kraft von den Bauern bei der Feldarbeit verbraucht. Wenn sie beim Einkaufen die Gedanken verloren gehabt und nicht mehr gewußt habe, was sie sich vorgenommen hatte, so habe sie gemeint, »die Gedanken kommen wo anders hin«. »Es kriegt sie ein anderer.« »Das kann jeder sein, den andern fehlen auch Sachen im Haushalt; dadurch, daß sie Gedanken von mir bekommen, werden sie darauf aufmerksam und kaufen dann die Sachen für sich.« Diese Idee der **magischen Übertragung auf andere Personen** spielt, wie wir bereits sahen, im Ideenkreis der Primitiven eine große Rolle. Dabei werden, wie bei unserer Kranken, **seelische Gefühle ganz konkret-sinnlich wie physische Substanzen behandelt**. Man kann z. B. Schmerzen auf andere ableiten und verteilen. Vierkandt berichtet: Wenn z. B. bei einem Australier ein Kind sich verletzt hat, so schlägt und prügelt der Vater alle in seinem Bereich befindlichen Personen, er glaubt, daß die Menge von Schmerzen, welche das Kind fühlt, sich durch die Mitleidenschaft anderer über diese verteilt und so tatsächlich dem Kind eine Erleichterung geschaffen werde (Vierkandt, Naturvölker und Kulturvölker, 1896, S. 254). —

22jähriges Bauernmädchen, seit 3 Jahren verändert, schroff und abweisend, Streitigkeiten mit Mutter und Bruder; immer stummer, finsterer, verdrossener. Merkwürdige Ideen, man ziehe ihr, wenn man sie ansehe, die Farben aus den Augen heraus und dergleichen. Ich führe hier von der übrigens bald immer weniger zugänglichen und immer zerfahrener werdenden Kranken nur ihre seltsame Farbentheorie an, die im Mittelpunkt ihres Denkens steht. Sie äußert sich wörtlich: »Farben ziehen von der Sonne her, sie sind bloß da, daß die Sonne einen Anhängsel hat, die Farben der Pflanzen ziehen in ihren Samen herunter, im Winter bleibt die braune Farbe als Schutz gegen Kälte. Die Blumen ziehen die Farben der Menschen an, machen, daß der Mensch betäubt wird. Wenn man die Pflanze in der Blütezeit anguckt, verliert man alle Farben. Die Farben machen das Wachstum, spenden Kraft zum Denken. Die Menschen haben verschiedene Farben, unter den Händelstiftern hat es am meisten trockene Farben, wie wenn das Gras dürr wird, rot, wenn's richtig wegbrennt. Die Mißgünstigen haben salzige Augen, ganz scharfe, Fische müssen sie essen, die haben die geringste Farbe. Die Fische machen weiß.« (Auf Fragen, woher sie das alles wisse:) »Gelesen habe ich das nicht, das soll man lesen oder lernen in der Natur. Vor 4 Jahren, da hat es mich überrascht, das Blumen Angucken, auf dem Waldweg nach der Feldarbeit, vorher schon einmal auf einem Spaziergang, ganz unverhofft.« Da haben die Frühlingsblumen die Farben aus ihren Augen fortgezogen; wie sie in den Spiegel geguckt hat, hat sie die Farben in ihren Augen gar nicht mehr gesehen. »Wenn man eine Blume lange anguckt, zieht sie die Farben an; durch zu vieles Aufpassen werden die Pupillen groß, da werden die Farben ausgenutzt; wenn die Pupillen groß werden, denken die Menschen nichts, lassen den Kopf schlafen, dann kommt der Schlaf; die Farben müssen wieder ersetzt werden durch Ruhe.«

Die Farbe ist also für sie das wirkende Prinzip in den Dingen, in der gesamten Natur, der menschlichen und außermenschlichen. Wie der Kraftstoff bei den Primitiven — das orenda, wakan, oder das mana — in den zauberkräftigen Dingen wirkt und rings auf alles ausstrahlt und irradiiert, so ist für sie die Farbe eine Kraft, die ebenso in der Sonne als Sonnenfarbe wie im Menschen als Blutfarbe wirkt, von der Sonne auf die Pflanzen überfließt, von der Pflanze dem Menschen entzogen werden kann. Die Farben sind das Kennzeichen des Menschen, ihre Art und ihr Wesen kommt in der Farbe zum Ausdruck. Sie ist die treibende Kraft in allen menschlichen Lebensvorgängen, physischen und psychischen, den Wachstums- und den Denkvorgängen. Wenn man mißgünstig ist, kommt das von den scharfen, trockenen Farben, wenn man nicht denken kann, liegt es daran, daß die Farben ausgenutzt sind. Manche Einzelbeobachtung der Kranken erscheint überraschend treffend (z. B. Erweiterung der Pupille und Kleinerwerden der Iris bei Nachlassen der Aufmerksamkeit infolge Übermüdung). Um so absonderlicher ist die Verwertung ihrer Beobachtungen. Die Farben haben offenbar für sie mannigfache, ihr größtenteils selbst nicht völlig klare Beziehungen zu den Sexualvorgängen[1]), insbesondere zur Menstruation. Von letzterer meint sie, die sei »zum Putzen da«, »für den Kopf, andernfalls kriegt man das Kopfweh, es wird einem heiß und kalt, die Farben putzen sich, dadurch, daß das Wasser abgeht, werden die Farben fester«. Die ganze Theorie der Kranken erinnert an die unser heutiges kausales Denken so fremdartig anmutenden Ideen, die sich primitive Stämme von den Naturzusammenhängen bilden. Von der besonderen Rolle der Farbe im Denken unserer Kranken gilt, was Nietzsche einmal hinsichtlich der Naturauffassung früher Völker gesagt hat: »Die erste Causa, die dem Geist einfiel, um irgend etwas, das der Erklärung bedurfte, zu erklären, genügte ihm, und galt als Wahrheit.« (Menschliches, Allzumenschliches I, 1. Hauptstück, 13.) So glauben manche primitiven

---

[1]) Die Auffassung der Kranken von den Sexual- und Geburtsvorgängen erinnert an die »Kloakentheorie«, wie sie Freud als typische Form der infantilen Sexualtheorien beschreibt. (Freud, Über infantile Sexualtheorien, Kleine Schriften zur Neurosenlehre, 2. Folge.) Sie glaubt zwar nicht, daß die Kinder durch den Darm geboren werden, wohl aber, daß zwischen dem »Tragsack«, in dem ihrer Meinung nach das Kind in der Mutter heranwächst, und den untersten Darmabschnitten ein Gang besteht, durch den der Embryo seinen Kot entleert. »Das Kind ist im Tragsack, saugt innen an den Ernährungszäpfchen (die sich innen an der Stelle der Brüste befinden). Vom Tragsack geht ein ‚Auslauf' nach dem After, ‚daß das Kind gesäubert wird von der Nahrung, die es mit der Milch nimmt'. Vor dem Gebären heilt der Auslauf aus, geht er weg, er ist zum Putzen da.«

Völker (Preuß berichtet derartiges besonders von den Mexikanern) an eine besondere Zaubertätigkeit der Tiere: Wenn die Heuschrecke des Morgens zirpt, so verursacht sie dadurch die Hitze des Tages und damit die Maisernte, deshalb heißt sie: die den Mais zur Reife bringt. Der Schmetterling verursacht das Hervorbringen der Sommerwärme, deshalb wird er zur Göttin des Feuers. Ist die Sonne kalt oder der Himmel von Wolken bedeckt, so liegt das daran, daß die Tiere nicht geschäftig sind; daß die Sonne leuchtet und wärmt, hängt von der Zaubertätigkeit der Tiere ab (Preuß, Ursprung der Religion und Kunst, Globus 96, 1904). —

Es wird nach diesen Proben aus den Krankengeschichten einfacher, wenig differenzierter Kranker von Interesse und Wichtigkeit sein, auch in den Selbstzeugnissen genialer Schizophrener nach entsprechenden Denkweisen zu suchen. Nehmen wir die Selbstschilderung des schizophrenen Strindberg[1]), greifen wir etwa nach dem autobiographischen Buch »Einsam«, in dem Strindberg den Zeitraum nach seiner Psychose geschildert hat, und nach den in derselben Zeit entstandenen »Blaubüchern«, so werden wir dort eine ähnliche magische Denkart wiederfinden, wie bei den bisher betrachteten Kranken:

Strindberg hat sich von der Welt in die Einsamkeit zurückgezogen, der Umgang mit Menschen ist ihm unerträglich geworden, er hat sich, wie er sagt, in »die Seide seiner eigenen Seele eingesponnen«, denn »im Zusammenleben beherrscht man nicht sein eigenes Schicksal, man lebt immer in Unsicherheit, zahlt mit seiner Person für eine andere« (Einsam, Kapitel 3). Er meidet jede Berührung mit seinen Nebenmenschen, weil er fürchtet, diese möchten Einfluß über ihn gewinnen, das aber wäre eine »Art Vergewaltigung« seiner Persönlichkeit. Im Verkehr mit anderen erlebt er intensive Beeinflussungsgefühle, er fühlt, wie er im Umgang mit ihnen »umgemodelt« wird. Wenn er nach einer im Gespräch durchwachten Nacht in den Spiegel sieht, erkennt er sein Gesicht nicht wieder; »da sitzen noch Reflexe von den Personen, mit denen man während der Nacht gesprochen hat«. »Man kann völlig ummaskiert sein, wenn man mit einer starken Persönlichkeit verkehrt hat, nach deren Gesicht man sein eigenes während der vielen Stunden umgestellt hat« (Schwarze Fahnen)[2]). Hier wird der starken Persönlichkeit eine magische Kraft zugeschrieben und eine Fähigkeit zur Beeinflussung ihrer Umgebung, die eine Vermeidung notwendig macht, so wie etwa der Primitive die Berührung der mit gefährlichen magischen Kräften begabten Herrscher und Könige ängstlich zu meiden sucht (s. z. B. Frazer und Freud, Totem und Tabu). Demgemäß hüllt sich Strindberg in seine eigene geistige Atmosphäre; alles, was in den Umkreis seiner Person einzudringen sucht, wird mit feindseligem Mißtrauen betrachtet. In steter Angst, daß er dem Einfluß fremder Menschen anheimfallen könne, stellt er sich »taub und blind«, er sieht auf der Straße niemanden an, weil sonst sein Blick

---

[1]) Den an der Persönlichkeit Strindbergs psychologisch und psychiatrisch näher Interessierten verweise ich auf meine in den »Grenzfragen des Nerven- und Seelenlebens« 1921 erschienene Schrift: August Strindberg im Lichte seiner Selbstbiographie. Eine psychopathologische Persönlichkeitsanalyse.

[2]) Das Kapitel: »Die Materie als lebendes Wesen« in den »Schwarzen Fahnen« zeigt deutlich eine — durchaus nicht rein poetisch gemeinte — Umwandlung der Objektwelt in ein Reich magischer Kraft- und Emanationszentren.

»aufgefangen« werden könne, er will seinen »Blick nicht fortgeben«, er ist »um sein Auge bange« (1. Blaubuch, S. 163). Wie für den Primitiven die Körperteile, Exkremente, ja selbst die Fußtapfen, so wird hier der Blick als Bestandteil der Person angesehen, den man ängstlich hüten muß, um ihn vor zauberischen Einflüssen zu bewahren. Die Möbel in seinem Zimmer, die der Zimmerwirtin gehören, hat Strindberg, wie er sagt, »seinem Leben einverleibt«. Er hat »das Gewebe seines Geistes darübergezogen«, er will, daß sie zu seiner Atmosphäre gehören. Ähnlich nun, wie der Primitive nichts, was zu ihm gehört, gern in den Händen der anderen läßt, weil es von seinem Ich gleichsam magisch durchtränkt ist, so hütet sich Strindberg ängstlich, die Möbel in seinem Zimmer, die er als zu sich gehörig betrachtet, auch nur in Gedanken aus seinem Ichbereich herauszulassen. Er wagt nicht nach der Lebensgeschichte seiner Wirtin zu fragen, denn sonst könnten die Möbel ihm innerlich entfremdet werden. Sie würden dann »Requisiten in einem fremden Drama spielen« (Einsam, Kapitel 2).

Die Abhängigkeit von anderen, die er als Beeinflussung empfindet, wird von ihm gemäß dem komplexhaften Denken, bei dem anschauliche Momente und Körperempfindungen zu Hauptträgern des Gesamtkomplexes werden, in **körperlich-sinnlicher oder anschaulich-bildhafter Form** erlebt. Die Zuneigung oder Abneigung seiner Frau nimmt er, auch wenn diese räumlich entfernt ist, als Geruchs- oder Geschmacksempfindung wahr. Empfindungen, die bei uns nur in der Peripherie des Bewußtseins mitanklingen, wenn wir etwa einer geliebten Person gegenüber uns wohl und warm, in Gegenwart einer Person, die uns haßt, etwas Frostiges, Eisiges fühlen, erhalten bei ihm zentrale Bedeutung. »Ihre Gemütsbewegungen konnte ich aus der Entfernung als einen Eindruck zwischen Geschmack und Geruch wahrnehmen, ohne daß er eins von beiden war. Der Duft war nicht Duft und der Geschmack nicht Geschmack, sondern ein Hyperodeur und ein Hypergout« (2. Blaubuch, S. 853). »Als sie mich haßte, nahm ich einen Geruch und Geschmack wie von Mortalin wahr, eines Nachts so heftig, daß ich aufstehen und das Fenster öffnen mußte. Wenn sie wohlwollend meiner gedachte, nahm ich den Duft von Weihrauch, manchmal von Jasmin wahr. Diese Düfte konnten sich auch in Geschmackswahrnehmungen verwandeln« (1. Blaubuch, S. 209). Ein andermal beschreibt er diese Einflüsse als Einwirkungen von Strömen, er fühlt, wenn in der Stromleitung zwischen ihm und der Frau durch fremden Einfluß Störungen auftreten, wo und wann eine Unterbrechung der Leitung droht (1. Blaubuch, S. 206).

Er steht in **magischer Fernverbindung mit anderen**, lebt ihr Leben mit, durchleidet ihr Leiden. »Ich habe die Operation eines mir ziemlich gleichgültigen Menschen durchlitten, ich habe zweimal einen fremden Todeskampf mit folgenden körperlichen und seelischen Leiden durchgemacht. Das letzte Mal ging ich in 6 Stunden durch drei Krankheiten; als der Abwesende durch den Tod befreit war, stand ich gesund auf« (Blaubuch, S. 208).

Wir werden an jene primitiv-magischen Riten erinnert, wie sie z. B. dem Männerkindbett, der Couvade, zugrunde liegen oder zur Reinigung bei Tabuübertretungen angewendet werden (man denke an den Sündenbock des israelitischen Ritus).

Die Furcht vor Abhängigkeit, vor Beeinflussung ist ein schon weit vor der großen Psychose nachweisbarer Wesenszug Strindbergs. Seine Beeinflussungsangst erinnert stark an die Furcht der Primitiven vor magischer Einwirkung und läßt sich aus einem Vergleich mit jener am besten verstehen. So sehr er sich nach menschlichem Verkehr sehnt, so »verzichtet« er doch immer wieder auf »Freundschaft« (»Entwicklung einer Seele«, Kapitel 13/14). Er will seine Gedanken »ungestört von fremdem Einfluß besitzen« können, die Furcht, von stärkeren Naturen in Abhängigkeit zu geraten, treibt ihn immer wieder in einen Kampf um die Selbstbehauptung, in dem er sein »von starken Geistern verwirrtes Ich wieder zu entwirren sucht« (»Entwicklung einer Seele«, Kapitel 13). Diese Einstellung wird verständlich, wenn man sie als Abwehr gegen gesteigerte Auflösungstendenzen seines Ich betrachtet, die zu einem Zusammenschmelzen mit der Umgebung drängen. Mit Personen, die ihm affektiv nahe stehen, fühlt er sich durch ein magisches Band verknüpft, er identifiziert sich mit ihnen oder »verliert« doch an sie »Stücke seines Körpers, seiner Seele«. Als Knabe schon leidet und schämt er sich »im Namen anderer« und identifiziert sich mit ihnen. »Wenn sein Bruder eine Dummheit oder Geschmacklosigkeit sagte, schämte er sich. ... Wenn jemand ihn um eine Sache bat, die er höchst ungern tun wollte, litt er in dessen Namen, dem er nicht den Willen tun konnte« usw. (»Der Sohn einer Magd«, Kapitel 10).

Seinem Individualgefühl fehlt die scharfe Abgrenzung gegen andere Individuen, mit denen er sich innerlich verbunden fühlt. Wie der Primitive sich mit seiner Gruppe, seinem Clan, identifiziert, so fühlt er sich in seiner Familie nur als »Bestandteil des Ganzen« und lebt das Leben aller Familienmitglieder mit. »Die Familie ist für mich ein Organismus geworden wie der der Pflanze, ein Ganzes, dessen Bestandteil ich bin. Allein könnte ich nicht existieren, allein mit den Kindern ohne ihre Mutter auch nicht. Es ist ein System von Blutgefäßen, die miteinander verstrickt sind. Wenn man ein einziges abschneidet, entflieht mir das Leben mit dem Blut, das den Sand tränkt« (Beichte eines Toren, 3. Teil, 10).

Es erinnert an die magischen Zeremonien, die der Primitive zum Schutz seiner in der Ferne weilenden Angehörigen ausführt, wenn Strindberg meint, durch magische Gedankenakte auf die Frau, die von ihm gegangen ist, Einwirkungen ausüben zu können, indem er sie »mit wohlwollenden Gedanken umgibt«. Er kann sie »mit seinen Gedankenformen schützen und mit seiner Liebe umgeben, daß sie wie unsichtbar wird, dann fließt sein guter Kummer auf sie über und wird in einen stillen Ernst verwandelt, der alle fremden Einflüsse fern hält. Seine Trauer wird zu einem Zeichen an ihrer Stirn, sie wird gezeichnet, daß niemand mehr Lust hat, sich ihr zu nähern, ... aber sie merkt, wenn er den Griff fortläßt, und im selben Augenblick ist sie fort« (2. Blaubuch, S. 851).

Strindberg empfindet die Gebundenheit an die geliebte Frau durchaus primitiv-magisch, sie beruht für ihn gleichsam auf einem Austausch des zwischen beiden wirkenden zauberischen Kraftstoffs, des Mana. Durch Berührung, Kuß, Sexualverkehr wird man nach der primitiven Anschauung der »Seelenmaterie des anderen teilhaftig«, »es entsteht ein geheimnisvoller Kontakt mit dem Mana, dem elektrischen Zauberfluidum des anderen. Wie durch gemeinsames Trinken aus dem gleichen Becher, so entsteht auch durch den Kuß (und den Sexualverkehr) ein magisches Bündnis, durch den gegenseitigen Austausch des Seelenstoffes sind die beiden einander verhaftet . . .« (Heiler, Das Gebet, 3. Aufl., S. 108). Eine ganz ähnliche Art magischer Verbundenheit erlebt Strindberg der geliebten Frau gegenüber: »Die Seele hat sich aus dem Körper ausgedehnt und sich einer anderen Seele aufzupfropfen begonnen; geht diese dann ihres Weges, so nimmt sie die Seele des Unglücklichen mit.« So ist für ihn der Bruch der Liebesverbindung eine Art Beraubung an eigener Substanz. Wie der Besitz der Geliebten von ihm als eine Art von Eingliederung ihrer Persönlichkeitsbestandteile in sein Ich erlebt wird, so empfindet er andererseits ihren Verlust als eine Lostrennung eigener Persönlichkeitsteile, die er in jene hineingelegt hat. Als ihm eine Geliebte durch einen Fremden genommen wird, ist ihm das eine »Erschütterung seines ganzen Seelenkomplexes«, denn »es war ein Teil von ihm selber, der jetzt von einem anderen eingenommen wurde, ein Teil seiner Eingeweide, mit dem man jetzt spielte« (Entwicklung einer Seele, Kapitel 5). — »Wer bei dem Bruch einer Liebesverbindung sich nach der Treulosen, die gegangen ist, sehnt, sehnt sich eigentlich danach, seine Seele zurückzuerhalten, sehnt sich nach sich selber« (Buch der Liebe, S. 257).

In der Liebe schmilzt er mit der geliebten Frau zusammen, dann aber, wenn er »sich und seine Form verloren« hat, erwacht sein Selbsterhaltungsdrang, und in der Angst, sein »Selbst durch die ähnlich machende Macht der Liebe zu verlieren«, sucht er sich von ihr frei zu machen, um sich als etwas »für sich Existierendes« wiederzufinden (»Entzweit«, Kapitel 2/3).

Dieser Kampf seines Selbstbehauptungsdrangs gegen die Inkonstanz und mangelnde Geschlossenheit seines Ich bildet den ständigen Hintergrund seiner Liebes- und seiner ehelichen Konflikte. —

Wir ziehen aus den beigebrachten Beispielen die Folgerungen:

Welche Bedeutung — werden wir fragen — hat das Magische für das schizophrene Gesamterleben, wie verhält es sich vor allem zu jenen Phänomenen, die wir als spezifisch schizophren zu bezeichnen pflegen: den Beeinflussungsgefühlen der Kranken? Die Antwort wird lauten, primitiv-magische und schizophrene Beeinflussungsgefühle haben einen gemeinsamen Ausgangspunkt. Er liegt im Kampf um die Icherhaltung. Wie jede Erhöhung der Vitalität für das anschaulich-plastische primitive Denken einen Zuwachs an Mana bedeutet, so kommt jede Schwächung der Vitalität einem Manaverlust gleich. Gerade dieses Erlebnis des Kraftverlustes gehört aber wiederum zu den spezifisch schizophrenen Gedankenelementen, ganz besonders die spezifisch magisch-primitive Fassung dieser Idee: die Kraftentziehung. Die Vorstellung der Kraftentziehung im Sinne eines von außen bewirkten Manaverlustes ist auch in abergläubischen Vorstellungen niederer Volksschichten nicht selten noch anzutreffen. Söderblom schreibt bei Erörterung des magischen »Macht«-begriffes: »Das Pferd schwitzt sehr und vermag mit knapper Not die Last heimzuziehen; der schwedische Bauer weiß warum, das Pferd ist ‚machtstulen', machtbestohlen. Irgendein böswilliger Mensch hat mit schlimmen Künsten die Kraft von ihm genommen. Ebenso kann ein Mensch machtstulen werden« (Söderblom, Werden des Gottesglaubens, 1916, S. 33).

Diese primitiv-magische Vorstellung, »machtbestohlen« zu sein, bildet das zentrale Erlebnis vieler Schizophrenien. Um diese Idee gruppiert sich das Heer der Beeinflussungsgefühle und -ängste der Kranken. Die Kranken schildern, wie ihnen die Kraft geraubt, alle Persönlichkeitsbestandteile genommen werden. Eine unserer Kranken gebrauchte direkt den Ausdruck: es werde an ihr »gediebt«. Vielfach ist die Umwelt für den Kranken ebenso wie für den Primitiven von schädigenden Substanzen oder auch bösen Geistern erfüllt, die in die Kranken einzudringen suchen. Die verschiedenen Körperöffnungen können Eingangspforten für dieselben werden; bei den verschiedensten Verrichtungen, wie Essen, Trinken, Atmen, können Zauberkräfte in die Kranken gelangen, ja durch den Blick anderer können sie auf die Kranken übertragen werden. Die Beeinflussungsangst der Kranken hat durchaus die gleichen Formen, in denen wir sie bei primitiven Völkern[1]) oder im alten Indien etwa auftreten sehen. Oldenberg berichtet aus der altindischen Gedankenwelt, daß die Zaubersubstanzen sich durch den Blick mitteilen. »Der Blickende kann sie durch seinen Blick auf andere übertragen, er kann sie aber auch auf dem gleichen Wege selbst in sich aufnehmen, sich mit ihnen anstecken: ein Grund, bei vielen Gelegenheiten nicht hinzusehen oder sich nicht umzusehen« (Oldenberg, Religion des Veda, 2. Aufl., S. 481).

Wir erinnern uns des schizophrenen Strindberg, der meinte, sein Blick könne »aufgefangen« werden, und er könne dadurch sein Ich verlieren.

Wenn Kranke schildern, daß ihnen von bösen Geistern die Sprache genommen wird, so finden wir dieselbe Vorstellung im vedischen Indien, wo man meinte, daß Dämonen »die Kraft der Rede nehmen können« (Oldenberg, a. a. O., S. 273).

Auch die Beeinflussungsangst durch böse Worte und Gedanken finden wir bei unseren Kranken. Eine junge Schizophrene wollte ihre Phantasien nicht »herauslassen«, weil sie fürchtete, anderen damit zu schaden.

Die schwerste Schädigung und bedrohlichste Schwächung der Vitalität liegt für den Kranken wie für den Primitiven im sexuellen Substanzverlust. Bei einem schwer schizoiden Zwangsneurotiker ging diese Furcht so weit, daß er das durch Onanie verschwendete Sperma in Flüssigkeit gemischt wieder zu sich nahm. Die Analyse ergab, daß alle seine Zwangserscheinungen (übertriebene Sparsamkeit, Sammeltrieb, pedantischer Ordnungssinn, Angst vor Kleiderabnutzung, vor Papierverschwendung usw.) mit der Tendenz, sich nicht sexuell »auszugeben«, im innigsten Zusammenhang standen. Seine Zwangssymptome erinnerten an die mannigfachen Riten, die primitive und vergangene Kulturen ausgebildet haben, um den sexuellen Substanzverlust zu verhindern, auszugleichen und zu sühnen: Der Brahmanenschüler, der Samenverlust erlitten hat, betet: Zu mir kehre zurück die Sinneskraft, Leben und Segen, zu mir kehre Brahmanenschaft, zu mir Besitz. Der Samen, der mir heute zur Erde entglitten ist, der zu den Kräutern, den Wassern entflohen ist, den nehme

---

[1]) Auch Krankheit und Tod gelten dem Schizophrenen vielfach ganz wie den Primitiven als das Werk feindlich gesinnter Menschen. »Bei den südamerikanischen Indianern werden die Geschicke eines jeden Menschen stets mit der ruchlosen Feindschaft eines anderen Menschen in Beziehung gesetzt; fragt man den Indianer nach der Ursache des Todes der Verstorbenen, so ist man sicher, die Antwort zu erhalten, der Kanaiwa hat ihn getötet, d. i. der Feind, der aus weiter Entfernung ... krank machen und töten könne« (Karutz, Zeitschr. f. Ethnologie, 1913, S. 572.)

ich wieder in mich auf, zu langem Leben und Glanz[1]) (Oldenberg, a. a. O., S. 430).

Hierher gehört auch das Eselsopfer, das der Brahmanenschüler bei Verletzung der Keuschheit darbringen muß. »Der Gedanke ist, daß, was von seiner männlichen Kraft verloren gegangen ist, ihm von dem geilen Esel her ersetzt wird. Der Opferer kleidet sich in das Eselfell, das von ihm zu genießende Stück des Opfertieres aber wird aus dessen Penis geschnitten, ein drastischer Ausdruck für die Hineinleitung der speziellen Wirkung des Opfers in die Person des Opferers« (Oldenberg, a. a. O., S. 332, 333).

Mit einer Art von religiöser Ehrfurcht behütet der Schizophrene sein Ich vor den Einflüssen der Umwelt. Es hat einen Beiklang vom Charakter des »Heiligen«, des »Numinösen« (Otto). Der oben genannte schizoide Zwangsneurotiker sprach von seinem »Bereich«, worunter er den ganzen Komplex von Gegenständen begriff, den er als zu sich gehörig in Anspruch nahm. Diesen Bereich durfte man nicht betasten und anrühren. Eine Störung in seinem Bereich fühlte er als eine körperliche Schädigung seines Ich. Ähnliches hörten wir oben von Strindberg. Die Dinge, die zu mir gehören, sind eben nach primitiver Auffassung ein Teil meines Ich. »Die Gegenstände partizipieren an ihrem Eigentümer« (Levy-Brühl, a. a. O., S. 300). »Meine Person erweitert sich, wenn mein Eigentum wächst« . . . »wird mein Besitz verringert, so erfolgt damit ein Eingriff in mein eigenes Leben« (Söderblom, a. a. O., S. 62)[2]). »Alles, was das Ich umgibt, gehört zur Persönlichkeit, ist damit so verwachsen, daß es einen Teil davon bildet« . . . Es fällt in den »Horizont der Ichheit« (Visscher, Religion und soziales Leben bei den Naturvölkern, 1. Bd., S. 153, 154). Eine wesentliche Ursprungsstätte des schizophrenen Autismus liegt also im magischen Icherleben[3]).

Nunmehr werden uns auch manche sonderbare Bewegungsformen der Schizophrenen als zauberische Abwehrbewegungen verständlich, die der Kranke zum Schutz gegen die sein Ich bedrängenden Einflüsse der Außenwelt ausübt.

Eine unserer Kranken, die sich durch die Körperöffnungen, insbesondere durch den Mund behext glaubt, macht Abwehrbewegungen mit dem Mund in der Art eines Schnauzkrampfes. Aus derselben Beeinflussungsangst entspringen gewisse Schutzmaßnahmen bei den Primitiven: die Taramura glauben, sie würden in der Nacht durch die Öffnungen des Körpers behext, und der Schamane untersucht demgemäß die Nasenlöcher, die Ohren usw., um zu sehen, ob nicht irgend-

---

[1]) Vom Jogin heißt es: er zwinge durch Übung den Tropfen, der in den Schoß der Frau fahren will, umzukehren. Wenn aber der eigene Tropfen schon gefallen ist, zwinge er ihn umzukehren und behalte ihn. Der Jogin, der so den Tropfen bewahrt, wird den Tod besiegen. Denn wie der gefallene Tropfen den Tod bedeutet, ebenso bedeutet das Zurückgehaltene das Leben (Schmidt, Fakire und Fakirtum, 1908, zitiert bei Roheim, Imago VII, 1).

[2]) Ganz entsprechend fühlt sich jener Zwangsneurotiker bei jeder Herauslösung irgendeines Bestandteiles aus der Eigentumsgruppe seines »Bereichs« »wie das Opferlamm, das zur Schlachtbank geführt wird und sein Leben nicht fortsetzen kann«.

[3]) Mit der Besorgnis des Schizophrenen um sein eigenes Ich vergleiche man die angstvolle Behütung und eigenartige kultische Verehrung der eigenen Seele (des »tondi«) bei den Batak (Warneck, Die Religion der Batak, 1909, vgl. auch Roheim, Imago VII, Heft 3).

wie ein Übel dort Eingang gefunden hat (Preuß, Die geistige Kultur der Naturvölker, S. 34/35). Ein brasilianischer Indianerstamm trägt einen kurzen Stab in der Nasenscheidewand, weil man meint, daß die Krankheit dadurch abgehalten werde einzudringen, denn sie sei ein fester Körper und ziehe in gerader Linie, wie ein Pfeil, so daß sie an den Stab stößt und zu Boden fällt, während die Luft biegsam ist und vorbei kann (Preuß, a. a. O., S. 22)[1].

Eine andere Kranke berichtete, es sei ihr während ihrer Erkrankung in der Zelle gewesen, als hätten die Luft und die Wände die Gedanken und Worte der früher dort gewesenen Kranken aufgenommen; da habe sie mit den Händen Bewegungen gemacht, um »die häßlichen Gedanken, die da herumschwirrten«, herauszutreiben. Man denkt hier an die Vorstellungen von der »Hauchseele«, die sich noch in der antiken Kultur und Mythologie finden. In Vergils Äneis findet sich eine Schilderung, wie die Schwester der Dido nach deren Tod die Seele zu haschen sucht, die nach ihrer Meinung als luftartiges Gebilde umherirrt (Wundt, Elemente der Völkerpsychologie, S. 211).

Manche Kranke binden sich Tücher um den Kopf, um die lästigen Einwirkungen fremder Gedanken von ihrem Kopf fernzuhalten, Strindberg berichtet aus seiner schizophrenen Spätzeit von Schutzmaßregeln, die er gegen die ihn zur Nachtzeit störenden Ströme anwendet. . . . »Wenn man den Strömen einer Frau ausgesetzt ist, meistens während des Schlafes, so kann man sich isolieren; ein Zufall veranlaßte mich eines Abends, ein wollenes Tuch über Achsel und Hals zu werfen, und in dieser Nacht war ich geschützt, obwohl ich die Attacken der Ströme merkte.« Ähnliche Verhüllungen aus dem Motiv heraus, gegen magische Einflüsse besser geschützt zu sein, finden wir bei manchen Primitiven, man denke besonders an die Verhüllungen religiös-kultischer Art. Der Primitive muß sich gegen die im Fremdling und Häuptling steckende gefährliche Macht, gegen das Fremdlings- und Häuptlingstabu, sichern und schützen. Er verhüllt sein Haupt, »auf daß die schädigende und tötende Zauberkraft des anderen nicht in sein Haupt, den Sitz des Lebens, eindringe«. Auch die Gottheit besitzt »Macht, Mana und Tabu, gegen die der Mensch sich schützen muß«. So werden die Verhüllungen im Gebet der Primitiven verständlich (Heiler, Das Gebet, 3. Aufl., S. 108).

Ein Patient Schilders wäscht sich die »Worte ab, die ihm an den Kopf geworfen« werden (Schilder, »Wahn und Erkenntnis«, S. 70). Einen etwas anderen Zauber des Wortes betreibt eine unserer Kranken, die sich von dem Geist ihres ihr vermeintlich feindlich gesinnten Mannes bedroht fühlt. Sie äußert, der Geist sei stärker geworden, er müsse jetzt durch Geschrei unterdrückt werden. Sie bittet die Pflegerin, recht zu schreien und zu schimpfen, laut und deutlich, damit ihr Geist den anderen übertreffe. Das erinnert an den primitiven Glauben an die magische Wirkung des Geschreis. Man erhebt bei Todesfällen ein Geschrei zur Vertreibung des tötenden Zaubers. Man glaubt, daß man durch Lärm und Getöse feindliche Befestigungen umwerfen könne (die Posaunen von Je-

---

[1]) Es liegt uns natürlich fern, derartige bewußte Zweckhandlungen mit den unmittelbaren instinktiven motorischen Abwehräußerungen, insbesondere der akuten Krankheitszustände, auf eine Stufe stellen zu wollen, die magische Genese ist jedoch in beiden Fällen dieselbe.

richo). Man sucht Sonnen- und Mondfinsternisse durch Geschrei zu beseitigen (vgl. Preuß, Ursprung der Religion und Kunst, Globus 96, 1904).

Manche litaneiartige Verbigerationen katatoner Kranken lassen sich durchaus mit Zauberformeln vergleichen. Die Worte und Sätze, die die Kranken unaufhörlich rufen, sind für sie eine Art von magischen Sprüchen, mit denen sie sich selbst zu stärken und gegen gefährliche Gewalten zu schützen suchen. Durch Wiederholung steigert sich die magische Kraft der Formel, das Sicherheitsgefühl der Kranken wächst. Ein Kranker rief unermüdlich, fast ohne Unterbrechung, zwei Tage lang: »Ich will absagen allen Werken des Teufels, mit denen er mir schaden könnte, ich will absagen allen Werken des Teufels, mit denen er mir schaden möchte, ich will absagen allen Lustbarkeiten des Teufels . . . von vorne nach hinten, rechts und links, von oben nach unten und von unten nach oben.« Hier ist aus der Art der Formulierung ohne weiteres der Zaubercharakter dieser Ausrufungen deutlich[1]).

Eine Kranke, die sich als Gottgeweihte fühlt, glaubt sich und ihre Kinder von allerlei dämonischen Wesen in Tiergestalt (Drachen, Schlangen usw.) sexuell beeinflußt. »Man schiebt etwas in sie hinein«, man will Schlangen und Hunde durch sie »hindurchziehen«. Sie ruft immer wieder: »ich will nichts wissen von 666 (damit ist, wie sich ergibt, die Zahl des ‚Tiers‘ in der Offenbarung gemeint), ich geb' mein Kind dem Drachen nicht, 777«.

So werden auch im alten Indien phallische Dämonen (Ghandarven u. a.), die den Weibern nachstellen und besonders Wöchnerinnen und neugeborenen Kindern gefährlich werden können, mit kräftigen Zauberformeln vertrieben. In den Beschwörungssprüchen heißt es: »Sie kriechen zwischen die Schenkel, diese bösen Gesellen, man muß sie von der Scham, von den Posteriora des Weibes vertreiben. Sie beschnüffeln, betasten und belecken . . .« (Atharvaveda 8, 6), daher ruft man: »Dem herantanzenden Ghandarven . . . dem zerspalte ich die Hoden, dem schneide ich den Schwanz ab; der eine wie ein Hund, der eine wie ein Affe, wie ein ganz behaarter Knabe, wie der Geliebte anzuschauen, so verwandelt, verfolgt der Ghandarve das Weib. Den vertreiben wir von hier mit kräftigem Gebet« (Atharvaveda 4, 37) und : »Pinga (Zauberkraut) beschütze das Geborenwerdende, daß sie nicht das Männlein zum Weiblein machen, daß die Eieresser nicht die Leibesfrucht schädigen (d. h. die Hoden des Knaben essen und so den Knaben zum Mädchen machen), verscheuche von hier die Dämonen« (Atharvaveda 8, 6, alles zitiert bei L. von Schröder, Mysterium und Mimus im Rigveda, 1908, S. 61, 62, vgl. auch Oldenberg, Religion des Veda, 2. Aufl., S. 253).

In allen diesen Fällen handelt es sich um Abwehr- und Gegenzauber.

Seltener als magische Abwehrhandlungen[2]) scheinen bei den Kranken positive magische Handlungen vorzukommen. Immerhin ist bemerkens-

---

[1]) Ich bin mir bewußt, daß dieses Beispiel nicht so eindeutig wie die übrigen das Wiederaufleben primitiv-magischer Einstellungen zu zeigen vermag, da der Glaube an die magische Kraft des Gelöbnisses, der Anrufung des Göttlichen u. dgl. dem Bewußtsein vieler heutiger religiöser Menschen noch durchaus naheliegt.

[2]) In seinen soeben veröffentlichten Untersuchungen über Stereotypien fand Kläsi, daß von 21 Bewegungsstereotypien nicht weniger als 9 gegen Halluzinationen der Körperempfindung gerichtete Abwehrhandlungen waren. Auch die übrigen Stereotypien, die

wert, daß man von katatonischen Kranken mit Koprophagie gelegentlich eine magische Motivierung hören kann. Eine Kranke berichtet, wie sie während ihrer psychotischen Zustände Urin habe trinken und Kot essen müssen; nachdem sie vorher das Erlebnis des Absterbens durchgemacht hatte, habe sie gemeint, sie brauche die Stoffe für ihren »Aufbau«. Kot und Urin sind hier also Mittel eines Erneuerungszaubers[1]). Wir wissen von orgiastischen Kulten bei den Primitiven, in denen der Genuß von Kot und Urin als Hilfsmittel zur Erzeugung der Wärme und des Wachstums in der Natur gilt.

Die Mexikaner glauben, daß der Kot durch seine Wärme die Sonnenwärme hervorbringt. Ihr Sonnengott ist mit Kinderschmutz bemalt. Das Gold der Sonnenfarbe wird göttlicher Kot genannt.

Zwischen Kot, Wärme und (Sonnen)gold bestehen mannigfache Beziehungen (Preuß, Ursprung der Religion und Kunst, Globus 96, 1904).

Ein gebildeter, an Versündigungsvorstellungen leidender Schizophrener motiviert seine Koprophagie damit, daß er den »Dreck« habe vertilgen wollen, damit andere nicht darunter leiden müssen, er sei eben kein Mensch, sondern ein Tier, der Antichrist. »Ich wollte die bittere Pille nehmen, ich habe damit meine Schuld bewiesen.«

Hier steht das Kotessen in enger Beziehung zum Sündenbewußtsein[2]). Auch diese Beziehung ist in der Gedankenwelt primitiver Völker aufzufinden, wie wiederum Preuß für die Mexikaner zeigt: Der Kot, ursprünglich ein wertvolles Zaubermittel, wird in den Kultfesten zeremoniell genossen. Das Kotessen außerhalb der Kultfeste gilt als Sünde gegen die Gottheit, daher wird allgemein der Sünder als »Kotesser« bezeichnet (Preuß, Ursprung der Religion und Kunst, Globus 96, 1904). —

Dem oben geschilderten Typus von Beeinflussungserlebnissen, dem die magischen Abwehrhandlungen entspringen, steht als Gegenpol eine andere Art des Erlebens passiver Beeinflussung gegenüber, die nicht den Charakter feindseliger Schädigung, sondern eines Zuströmens helfender und stärkender Kräfte trägt. Manche Inspirations-, Berufungs- und Offenbarungserlebnisse, wie sie etwa dem Schamanentum bei vielen Naturvölkern eigen sind, gehören diesem Erlebnistypus an, insofern als in ihnen ein von außerhalb stammendes Einströmen überindividueller Kräfte gespürt wird, die das Individuum bereichern und erheben. Hier besteht also im Gegensatz zu den Erlebnissen feindlicher Einwirkung, die immer auf eine Verminderung des Lebensgefühls deuten, eine Erhöhung und Steigerung des Lebensgefühls, die in Erlebnissen des Einströmens von stärkenden Kräften eine magische Objektivierung findet. Eine junge Kranke schilderte dieses inspiratorische Erleben, in dem sie völlig das aufnahmebereite Gefäß der einströmenden tran-

---

sich zum Teil als Zeremonien, Bußhandlungen u. dgl. herausstellten, trugen nicht selten magisch-archaischen Charakter (Kläsi, Über die Bedeutung und Entstehung der Stereotypien, Abhandlungen aus der Neurologie, Psychiatrie, Psychologie usw., Heft 15, 1922).

[1]) In einem Fall eines katatonen Kranken, den Nunberg schildert, bedeutete das Verschlucken der Exkremente, die magisch als wertvolle Teile des Ich aufgefaßt wurden, eine Selbstbefruchtung und Wiedererneuerung (Nunberg, Intern. Zeitschr. f. ärztl. Psychoanalyse VI, 1920).

[2]) Einen Fall, in dem das Einreiben des Körpers mit Kot eine Bußhandlung darstellte, schildert Kläsi (Kläsi, a. a. O., S. 59).

szendenten Kräfte und Ideen geworden und so zu »letzten Erkenntnissen« gelangt war: »Das meiste waren Eingebungen, nichts Eigenes, von mir selbst kam es nicht, ich denke vom Weltall.« »Es war bei mir kein Denken da, ich ging immer von einem zum anderen, ich habe nichts durchgedacht, alles gefühlt, wußte dadurch immer, woran ich war.« »Es waren alles Wandlungen, mir brachte jede Stunde etwas Neues, ich wußte nie, was die nächste Stunde bringen werde, manchmal war gar nichts da, kein Gedanke, da mußte ich einfach warten; dann wußte ich wieder, was ich sollte.« »Da kam immer eins zum andern, ich sah ja das Endziel gar nicht klar, nicht ich habe gesucht, das war etwas anderes, es war wie ein Durchfinden durchs Haus.« »Jetzt denke ich überhaupt nicht, es geht ohne jede Anstrengung, es kommt mir aus der Luft, das ist wie ein Einschlag, es ist eine Harmonie mit dem All, mit dem Unendlichen.« —

Wir haben im vorigen gezeigt, daß die magischen Denkrichtungen der Primitiven sich im schizophrenen Seelenleben wiederfinden. Wir müssen nun jedoch noch ausdrücklich betonen, daß wir uns die Entstehung derartiger Ideen beim Schizophrenen nicht als ein Aktuellwerden bereitliegender latenter magischer Gedankeninhalte vorstellen, sondern glauben, daß es sich vielmehr um ein ungehemmtes Hervorbrechen zurückgedämmter Gefühlsströmungen handelt, die sich sonst nur im primitiven Seelenleben zu entfalten vermögen. In den magischen Ideenbildungen sehen wir dagegen erst den sekundären gedanklichen Niederschlag derartiger im unentwickelten Seelenleben sich auswirkender Gefühlsströmungen und Tendenzen. Auf diese »prämagischen« Grundlagen des Zauberischen müssen wir also den Blick richten, wenn wir die Gleichartigkeit des magischen Denkens beim Primitiven und Kranken nicht nur konstatieren, sondern auch verstehen wollen.

Als die Grundlage des magischen Denkens haben wir bereits oben das komplexe Gegenstands- und Ichbewußtsein hervorgehoben. Wir haben auch bereits auf die Triebfedern zu magischen Handlungen, die Icherhaltungs- und Sicherungstendenzen, aufmerksam gemacht. Zur näheren Charakteristik der »prämagischen« Antriebe muß nun jedoch noch ausdrücklich hervorgehoben werden, daß die ursprünglichen magischen Handlungsformen — die magischen Ideenbildungen sind wie gesagt erst die gedanklichen Verarbeitungen aus den Erfahrungen magischen Tuns — nicht willensmäßiger zweckhafter Art, sondern der Ausdruck unwillkürlicher instinktiver Regungen sind. Beth hat diese natürlichen Grundlagen der Magie deutlich herausgearbeitet (K. Beth, Religion und Magie bei den Naturvölkern, 1914). Wie wir bereits zeigten, waren es instinktive Lebensbedürfnisse, die den primitiven Jäger zur Angleichung an Tiere in Stimme und Habitus trieben. Magisch wurde dieses Verhalten erst, als der Nachahmung von Tierstimmen oder der Umkleidung mit Tierhäuten ein Selbstwert zugesprochen wurde, als besäßen diese Dinge in sich selbst eine Kraft. Ebenso sind die primitiven Formen des Schädigungszaubers (der Zauberer zeigt mit einem Knochen auf die ferne Person, die er töten will) aus dem natürlichen Triebleben zu erklären: Die drohende Gebärde eines in Wut geratenen Menschen kann in dem Bedrohten suggestiv Angstgefühle und Gefühle der Schädigung hervorrufen. Magisch wird die drohende Haltung erst, wenn ihr als solche eine innere Kraft zugesprochen wird, die selbst über die räumliche Ferne hinweg wirksam ist.

Die inneren Vorgänge, die beim Wilden wie beim Kranken die magischen Akte bewirken, liegen stets in Gefühlsmomenten und ursprünglichsten Lebenstendenzen. Die innere affektive Erregtheit, Wünsche und Sehnsüchte führen zu unwillkürlichen Haltungen und Bewegungen, die das ersehnte Objekt oder den gewünschten Vorgang nachahmen und darstellen. Wenn ein kleines Kind, das zum erstenmal an der Tür seinen Schatten wahrgenommen hat, sich wieder vor die Tür stellt und lallt: »Lotte Schatten kommen« und dazu die Bewegungen macht, wie sie der Schatten ausgeführt hatte, dann ist ein solches Verhalten, ohne selbst schon magisch zu sein, doch der Keim zu einem magischen Akt, es steht auf der gleichen Stufe wie das Plätschern im Wasser, das der nach Regen dürstende Primitive ausführt, ohne damit schon notwendig die Vorstellung magischer Regenproduktion zu verbinden. (Die Beispiele bei Beth, a. a. O.)

Hierher gehören auch die »Kriegstänze« der Frauen während des Feldzugs ihrer Männer, Bewegungen, die zunächst ohne den Gedanken oder die Absicht einer magischen Unterstützung der Kämpfer beim bloßen Anblick des Kampfes spontan aus innerer Erregung und Anteilnahme am Geschick der Krieger hervorquellen. Magisch werden solche pantomimische Darstellungen erst, wenn sie auf Grund des damit erreichten Erfolges (oder des Mißerfolges bei ihrer Unterlassung) mit dem Akzent einer besonderen zauberkräftigen Wirksamkeit belegt werden. Die Stufe der eigentlich magischen Bewertung, des Einblicks in den magischen Sinn der Wunschhandlungen, braucht beim Kranken nicht gegeben zu sein — ebensowenig wie in den frühen prämagischen Stadien der Zaubertätigkeit der Primitiven. Vielmehr verwirklichen sich die magischen Aktionen unserer Kranken wohl meist ganz unwillkürlich, und ohne daß der Sinn derselben den Kranken klar vor Augen steht. Der katatone Kranke, der durch Drehbewegungen des eigenen Körpers das »Rad der Welt« im Schwung hält (vgl. S. 8), wird nicht von bewußten Zweckgedanken oder bestimmten magischen Absichten geleitet, sondern das unmittelbar beherrschende Gefühl einer zentralen Bedeutung des eigenen Ich und seines Tuns für das Geschick der ganzen Welt führt unwillkürlich und instinktiv die magische Realisierung mittels des eigenen Körpers herbei. —

Wir haben in unserer Kennzeichnung des Magischen und seiner Bedeutung im Seelenleben des Schizophrenen immer wieder den irrationalen Stimmungshintergrund hervorgehoben, aus dem alles magische Erleben herauswächst. Vielleicht ist es möglich, von hier aus ein Verständnis gewisser »primärer« Wahnerlebnisse (der Verfolgung) zu gewinnen.

Bekanntlich geht dem Hervortreten voll ausgebildeter Wahninhalte im Anfang schizophrener Psychosen häufig ein Stadium voraus, in dem zunächst ein ganz unbestimmtes unheimliches Bedeutungsbewußtsein da ist. Die Kranken wissen, es ist etwas los, ohne doch sagen zu können, um was es sich handelt. »Den Kranken ist es unheimlich, es geht etwas vor sich, das sie ahnen, alles hat eine neue Bedeutsamkeit.« Es erscheint in einer »ungewissen, unheimlichen Beleuchtung« (Jaspers, Allg. Psychopathologie, 2. Aufl., S. 59). Es ist eine »Wahnstimmung« ohne bestimmten Inhalt, aber in ihr ist doch immer ein Etwas gegeben, und damit, »wenn auch ganz unklar, der Keim von objektiver Geltung und Bedeutung« (Jaspers, a. a. O., S. 59). Erst später kommt es zur Entwicklung bestimmter wahnhafter Gedankeninhalte.

Man kann diese Entwicklung sehr schön im Beginn von Strindbergs Psychose¹) beobachten: Da treffen wir zunächst auf ein Stadium, in dem nur ein ganz unbestimmtes unheimliches Gefühl einer allgemeinen Veränderung besteht. Er fällt von einem Mißgeschick ins andere. Es ist »nicht natürlich, nicht die Logik der Ereignisse, nicht mehr volle Wirklichkeit, es ist sicher etwas anderes«, die Dinge haben ihr gewohntes Gesicht verloren. Er fühlt Angst und Unsicherheit. Überall sieht er »wachende Augen«, hört er »verfängliche Fragen«, überall glaubt er in »Fallen« und »Hinterhalte« zu geraten. Wie ein Flüchtling irrt er von Ort zu Ort. Es ist der »panische Schrecken vor allem und nichts«, der ihn ruhelos umhertreibt. Diese unbestimmte »Wahnstimmung« ist fast ohne alle Objektbeziehung, es besteht jedoch die Tendenz, das veränderte Schicksal als Werk irgendwelcher überweltlicher transzendenter Mächte aufzufassen. Er hat das Gefühl, als ob »ein Unsichtbarer ihm grolle, seine geheimen Wünsche ausforsche, um sie zunichte zu machen«. Es ist ihm, als greife »eine schwarze Hand« in sein Schicksal ein. Dabei wird das Walten übersinnlicher Mächte nicht erst im Sinne eines Erklärungswahns sekundär herangezogen, vielmehr liegt in der krankhaften Angststimmung bereits ursprünglich das Gefühlsmoment der Ohnmacht gegenüber einem mit allem Gewohnten und Vertrauten unvergleichbaren Übernatürlichen. Die Beziehung auf das Transzendente wird dann allerdings später mehr und mehr gedanklich ausgebaut. Zunächst verdeckt der umsichgreifende Bedeutungswahn mehr und mehr alle gewohnten Zusammenhänge unter einer verwirrenden Fülle neu auftauchender Symbolbeziehungen. Er erlebt, wie er sagt, »eine unerhörte Ausdehnung seiner inneren Sinne«. Alles, selbst das harmloseste Alltagserlebnis, erhält einen Sinn. Hinter der unscheinbarsten Realität öffnet sich eine Perspektive in ein nicht übersehbares Chaos symbolischer Beziehungen. Kein Ding hat mehr eine feste begrenzte Bedeutung, alles schillert vielfarbig, unergründlich. Eine bodenlose Unsicherheit entsteht.

Dann bricht in den Verfolgungserlebnissen das unheimlich Dämonische in seiner ganzen irrationalen Gefühlsgewalt über ihn herein.

Später erfolgt dann ganz allmählich eine gewisse Klärung und gedankliche Durchdringung des Erlebten. Die Atmosphäre einer unendlichen, begrifflich gar nicht ausschöpfbaren Bedeutsamkeit, die anfangs um alle Dinge lagerte, verengt sich. Die Umrisse der Dinge treten wieder klarer und bestimmter hervor. Nun beginnt die Wahnstimmung sich zu bestimmten Wahngedanken zu verdichten. Damit gewinnt auch die Idee einer überweltlichen Sphäre bestimmtere Formen. Eine Fülle mythologischer Gestalten tritt auf den Plan. Er wird von »Elementargeistern«, Inkuben, Lamien verfolgt, »lebendige und feindliche Wesen« erfüllen sein Zimmer, er kämpft mit »Dämonen«. Schließlich macht dieses mythologische Stadium einem religiös-spekulativem Platz, es tritt eine weitgehende Rationalisierung ein. Die Altersreligion Strindbergs trägt einen ausgesprochen rationalistischen Zug: in den kleinsten Geschehnissen offenbart sich eine »bewußte, denkende, allwissende Absicht«, es besteht ein ganzes »Signalsystem«, durch das eine höhere Macht ihm Weisungen gibt.

---

¹) Vgl. meine oben angeführte Strindberg-Analyse.

Alle diese Vorgänge werden viel verständlicher, wenn wir entsprechende geistesgeschichtliche Prozesse genereller Art speziell aus dem Gebiet der Religionsbildung zum Verständnis heranziehen.

Wir finden — wie dies neuerdings Rudolf Otto gezeigt hat — am Ursprung aller Religionsgeschichte vor jeder Ausbildung bestimmt umrissener Dämonen- und Göttergestalten gewisse »numinöse Urgefühle«, Gefühle des Erschauerns vor dem Unheimlichen, des Staunens vor dem Unbegreiflichen u. dgl. In den »Vorformen aller religiösen Ideenbildung«, in Zauber, Märchen und Mythus leben diese numinösen Gefühle dämonischer Scheu. Wir hoben ja bereits hervor, daß man die Magie des Primitiven gar nicht verstehen kann ohne Berücksichtigung der besonderen Gemütsgestimmtheit, die durch den Eindruck des Neuen, Unbekannten, Unverständlichen (ungewohnte Naturvorgänge, Tod usw.) in ihm erweckt wird. »Was unverstanden schreckend hineinfuhr in den Bereich seines Handelns, was in Naturvorgängen, Ereignissen, Menschen, Tieren oder Pflanzen Befremden, Staunen oder Starren erzeugte, zumal wenn es verbunden war mit Macht oder Schrecken, das hat je und je die dämonische Furcht erweckt ... « (Otto, Das Heilige, 1920, S. 79).

Es läßt sich, wie Otto ausführt, zeigen, daß von diesen Urgefühlen der dämonischen Scheu alle Religionsbildung ausgegangen ist. »In ihnen wurzeln Dämonen wie Götter, und was sonst die ‚mythologische Apperzeption' oder die Phantasie an Objektivationen hervorbrachte« (Otto, a. a. O., S. 16). Es liegt nämlich im Gefühl für das Unheimliche die Tendenz, alles, was nicht zur Sphäre des Bekannten, Vertrauten gehört, was geheimnisvoll, fremdartig, unerkannt ist, zur gewohnten Wirklichkeit im Gegensatz zu setzen und zum »Überweltlichen« zu erhöhen.

Indem sich die »dunkle Ideengrundlage« des dämonischen Urgefühls verdeutlicht, entsteht zunächst eine »ganz vage fließende Vorstellung von einem transzendenten Etwas, einer Wesenheit, einem wirkenden Realen numinösen Charakters«, das in weiterer Entwicklung sich dann als Dämon oder Gott konkret ausgestaltet. Im Verlauf des religionsgeschichtlichen Prozesses füllt sich die zunächst ganz ungestaltete Sphäre eines Überweltlichen mit zunächst noch unbestimmten numinösen Gebilden, die später zu immer bestimmteren Dämonen- und Göttergestalten ausgestaltet und rationalisiert werden (Otto, a. a. O.).

Wir sehen hier also einen der individuellen Entwicklung gewisser schizophrener Wahnerlebnisse durchaus analogen generellen Entwicklungsprozeß. Ohne beide Prozesse ohne weiteres miteinander zu identifizieren, konstatieren wir doch, daß in beiden Fällen die Entwicklungslinie durchaus ähnlich verläuft.

Ob die den Ausgangspunkt bildende Gemütsgestimmtheit jenes primären Wahnerlebens und die der primitiven Urgefühle gleichgesetzt werden darf, möchten wir nicht entscheiden. Der starke primitive Einschlag im Wahnerleben der Schizophrenen darf jedenfalls nicht verkannt werden. Er zeigt gerade bei Strindberg ganz den Charakter der ersten »rohen« Äußerungen der primitiven »Scheu«, das spukhafte Grauen, das Entsetzen, den »panischen Schrecken« — nicht zufällig gebraucht Strindberg selbst diesen Ausdruck. Auf diese primäre Gesamtstimmung in Strindbergs Wahnerleben trifft ganz zu, was Otto von den »rohen Erstlingsregungen der dämonischen Scheu« bei den

Primitiven sagt: »Sie scheinen eher einer Art völkerpsychologischen Alpdrucks ähnlich als einer Sache, die mit der Religion zu tun hat, und nur Spukgebilde einer kranken, an einer Art Verfolgungswahn leidenden Elementarphantasie scheinen die Wesen zu sein, auf die man sich hier bezieht.«

2. Magisch-primitive Persönlichkeitsumformungen.
a) Magische Geschlechtsumwandlungen.

Das Auftreten magisch-primitiver Denkstrukturen in der Schizophrenie muß natürlich im letzten Grunde im biologischen Krankheitsprozeß begründet sein, es muß irgendwie in innerem Zusammenhang mit den innersomatischen Umwälzungen stehen, die überhaupt der schizophrenen Erkrankung zugrunde liegen. Auch das magische Denken der Primitiven ist tief im biologischen Geschehen verankert. Wenn, wie wir bereits erwähnten, Selbsterhaltungs- und Sicherungstriebe die Magie vermutlich überhaupt ins Leben gerufen haben, so ist es begreiflich, daß sich die magischen Sicherungstendenzen vornehmlich an diejenigen Lebenssituationen ketten mußten, die erfahrungsgemäß dem einzelnen und der Gattung die stärksten Erschütterungen und Gefahren bringen. Demgemäß sind es vor allem die großen biologischen Wendepunkte, Geburt, Pubertät und Tod, von denen die magische Gedankenbildung ihren Ausgang genommen hat. Insbesondere ist die Pubertät, die überall bei dem Primitiven als fundamentaler Lebenseinschnitt angesehen wird, von seltsamen Riten und Gebräuchen umwoben: Bei vielen Stämmen bilden die sogenannten Einweihungszeremonien der Jünglinge geradezu das »zentrale Mysterium« (Frazer) ihres Daseins. Ganz allgemein herrscht der Glaube, daß das Kind nicht spontan zum Mann wird, sondern durch magische Zeremonien dazu gemacht werden muß. Dieser Glaube ist ein Ausdruck der allgemeineren Auffassung, daß überhaupt der gesamte Naturlauf nicht von selbst abrollt, sondern der magischen Unterstützung von seiten des Menschen bedarf; jede Veränderung in der Natur ist ja für den Primitiven eine magische Verwandlung, die der Mensch durch seine Zaubertätigkeit unterstützen muß. Die Ethnologen, besonders Frazer, haben uns detaillierte Beschreibungen dieser seltsamen Pubertätsweihen gegeben. Die Feiern, die zum Teil mit sehr grausamen Martern der Einzuweihenden einhergehen, werden streng geheimgehalten und müssen von Uneingeweihten und Frauen bei Todesgefahr gemieden werden. Überblickt man die vorliegenden Beschreibungen von den Einzelheiten der Riten, so fällt auf, daß sich in den sonst vielfach voneinander abweichenden Gebräuchen der verschiedenen Stämme gewisse gemeinsame Motive immer wiederfinden. Insbesondere kommt der Gedanke der Tötung und Wiederbelebung der Jünglinge fast überall zum Ausdruck. So werden in Neu-Guinea die angstüfllten Jünglinge in die sogenannte Balumhütte geschleppt, die den Bauch eines Ungeheuers darstellen soll. Über dem Eingang der Hütte sind Augen gemalt, das Haar des Ungeheuers ist durch Palmenwurzeln angedeutet, das Brummen des Ungeheuers wird durch Schwingen von Schwirrhölzern bewerkstelligt. In der Hütte werden die Novizen beschnitten und bleiben mehrere Monate darin. Nach dem Glauben der Angehörigen werden sie von dem Ungeheuer gefressen und wiedergeboren; wenn sie heim kommen, haben sie ihr früheres Leben vergessen und müssen die gewöhnlichsten Verrichtungen von neuem lernen. Nach Ablauf dieser Einschließungszeit sind die Novizen in die Stammesgemeinschaft aufgenommen, sie genießen dieselben Rechte und haben dieselben zauberischen Fähigkeiten wie die Erwachsenen. (Zusammenfassende Beschreibungen bei Schurtz, Altersklassen und Männerbünde, S. 95f. und Visscher, Religion und soziales Leben bei den Naturvölkern, II, S. 406f.)[1]).

Schon aus diesen wenigen Andeutungen ersieht man, welche große Bedeutung der Primitive den Pubertätsvorgängen beilegt. Da der Gedanke der Veränderung ihm noch unbekannt ist und alles Anderswerden von ihm als Verwandlung konzipiert wird, so erscheint ihm der Übergang von der Kindheit ins Mannesalter als ein völliges Neuwerden, als eine Neugeburt[2]). Er glaubt, daß diese **biologische Umwandlung nur durch einen Erneuerungszauber vonstatten geht**.

Ein ähnliches Erleben einer magischen Umwandlung aus einem Lebenszustand in einen anderen finden wir bei manchen Schizophrenen wieder. Wie der Novize in den Pubertätsweihen durch zauberische Einwirkungen vom Kind zum Mann wird, so erleben manche Schizophrene eine analoge magische Rückverwandlung in die Kindheit.

Ein in der Mitte der 30er stehender Schizophrener beklagt sich in gereiztem Ton, daß er zu einem Kind gemacht werde: Ich bin nicht mehr der Mann, bin bereits ein Kind; wie mich meine Frau besucht hat, war ich nicht der Mann, der zu der Frau gehört, ich bin dagesessen wie ein Kind bei seiner Mutter. Auf Fragen berichtet er, daß er schon länger keinen geschlechtlichen Verkehr mehr habe ausführen können, und führt dann hinsichtlich seiner körperlichen Veränderung weiter aus: »Ich bin doch viel zarter, als ein Mann sein soll, ich kann jetzt einen männlichen Geschlechtsteil haben und jetzt einen wie ein Bub, spüre sogar weibliche Geschlechtsteile. Ich weiß nicht, welche Rolle ich jetzt spielen soll, ich habe keinen männlichen Körper, bin kein Mann mehr.« In späteren Explorationen fügt er noch hinzu: wie er im Bad so geschwind an sich heruntersah, da habe er ein Schamgefühl gehabt wie ein Weib. Er habe keinen eigenen Kopf mehr gehabt; es war nicht mehr das Hirn von einem Mann, sondern viel weicher, es waren Gedanken und Auffassungen wie bei einer Frau. Er sei gar nicht mehr selbständig, sei ganz wie eine Frau, nicht nur in geschlechtlicher Beziehung. Vor geschlechtlichem Verkehr habe er Angst gehabt, weil er meinte, er sei das Weib. Er habe direkt gespürt, wie der Geschlechtsteil ihm genommen sei. Der müsse irgendwo anders hingekommen, wo anders gebraucht worden sein. Überhaupt sei er immer ein anderer; »der, wo ich sein soll, ist wo anders, in jemand anders drin«.

Die weitere Aufklärung ergab, daß dieser Verwandlungszauber, den der Kranke erlebte, eine symbolische Bestrafung für eine sexuelle Schuld darstellte.

---

[1]) Die psychoanalytische Deutung der Pubertätsriten, die Reik in seinem 1919 erschienenen Buch: »Probleme der Religionspsychologie« gibt, bietet viel Beachtenswertes, vermag aber als Ganzes nicht zu überzeugen und erschöpft in ihrer Einseitigkeit u. E. nicht den letzten Sinn der Riten.

[2]) »Man muß sich klarmachen, daß das ursprüngliche Denken der Menschen die Vorstellung der Entwicklung nicht kennt, sondern sowohl natürliche Wandlungsprozesse als religiöse Umgestaltung ... als einen einmaligen Akt der Verwandlung des Menschen, der Entstehung eines neuen Menschen auffaßt. ... Der eine Mensch stirbt, der andere wird geboren« (Albrecht Dieterich, Eine Mithrasliturgie).

Er berichtete unter vielen Sperrungen von einem sodomitischen Vergehen mit einer Kuh, das er sich im 14. Jahr hatte zuschulden kommen lassen, und schloß unmittelbar daran die Bemerkung an, damals habe er noch mit gutem Gewissen seinen Namen sagen können. Kurz vorher hatte er geäußert, daß eine Stimme ihm gesagt habe, er habe jetzt »kein Recht mehr aufs Weib«.

Die Idee des Kranken, durch sein sexuelles Vergehen seinen Namen verloren, seine Männlichkeit eingebüßt zu haben, kommt in der anschaulich-plastischen Form des primitiven Denkens im Bilde eines Verwandlungszaubers zum Ausdruck. Der Kranke erlebt ferner den Verlust seiner Männlichkeit — die Zurückversetzung in die Kindheit und die magische Verweiblichung — als Minderung und Herabsetzung seines Ich. Da ist nun bedeutsam, daß auch in den Pubertätsriten der Wilden Weiber und Kinder als nicht vollwertige Glieder der sozialen Gruppe einander gleichgesetzt werden, offenbar weil ihnen beiden die zauberischen Fähigkeiten der Männer fehlen. Der Knabe ist vor der Beschneidung noch kein vollständiges Individuum, das Leben des Individuums beginnt erst mit der Mannbarkeit, und der Zweck der Einweihungszeremonien besteht darin, das Individuum vollwertig zu machen (vgl. Levy-Brühl, Das Denken der Naturvölker, S. 313—315)[1]. Bei manchen Stämmen gilt der Knabe vor der Weihe geradezu als Weib, erst durch Bestehen bestimmter Prüfungen muß er sich als Mann erweisen. Bei afrikanischen Stämmen wird der Neubeschnittene als »nicht mehr Mädchen« bezeichnet, bei anderen erscheinen die Kandidaten in Weibertracht (Schurtz, a. a. O., S. 100).

Das Zustandekommen magischer Geschlechtsumwandlungen bei Schizophrenen ist, auch wo es wie im vorigen Fall als symbolisches Geschehen seelisch determiniert erscheint, offenbar in innersomatischen (wahrscheinlich endokrinen) Umwälzungen, insbesondere der Sexualsphäre, begründet. Es zeigt eine Lockerung im genetischen Aufbau der Sexualfunktionen an und spiegelt den Zerfall der geschlossenen Einheitlichkeit des Sexualtriebs wider. — In dem betrachteten Krankheitsfall illustriert die magische Geschlechtsumwandlung des Kranken sein Hineinrücken in eine passiv-homosexuelle Einstellung[2].

Der schon mehrfach genannte schizophrene Lehrer bezeichnete einen Pfleger als Vater und verlangte von ihm, er solle ihn zu seinem 4jährigen Sohn machen. Auf Fragen gab er an, jener sei Vater für ihn gewesen, weil er ihm das Essen brachte und für ihn sorgte wie ein Vater. Er habe sich ihm unterordnen wollen. Ein andermal äußerte er spontan unter starken Sperrungen, daß er sich dem Arzt gegenüber wie ein Kind gegenüber der Mutter fühle, und daß ihm kräftigeren Kameraden gegenüber zu Mute sei, als sei er weiblichen Geschlechts.

---

[1] Ein Kranker Schilders will durch einen Kreuzschnitt in den Hoden »richtig Mann« werden (Schilder, Wahn u. Erkenntnis, S. 76).

[2] Es ist ein Verdienst der Freudschen Schule, die homosexuelle Umstellung in der Schizophrenie betont zu haben. (Vgl. Abraham [Die psychosexuellen Differenzen der Hysterie und der Dementia praecox] und Freuds Analyse der magischen Verweiblichung Schrebers.) — Über den Geschlechtstrieb der Schizophrenen vgl. noch besonders Kretschmer. Körperbau und Charakter, 1921, S. 76f. — Von psychoanalytischer Seite ist auf die weiblich-homosexuelle Einstellung des Novizen in den Pubertätsriten der Primitiven hingewiesen worden. In Britisch-Neu-Guinea hat der Knabe den Urin eines Häuptlings zu trinken, den er auf dem Rücken liegend von dem über ihm stehenden Häuptling empfängt (Roheim, Imago VII, 1).

Man sieht hier deutlich, wie die speziell magische Färbung des Erlebens der sexuellen Umwandlung entstehen kann: Der Kranke hat die Einheitlichkeit seiner sexuellen Triebrichtung verloren, er erlebt sich als ein Spielball abnormer Sexualeinstellungen, die je nach der Art der Personen, auf die sich seine sexuellen Tendenzen richten, mannigfach wechseln können. Dieses Unterworfensein unter die wechselnden Einflüsse der anderen wird vom Kranken als magische Beeinflussung erlebt. Es ist also der in tiefgreifenden innersomatischen Störungen wurzelnde Zerfall der Einheitlichkeit der Trieb- und Strebungsrichtungen, der den magischen Geschlechtsumwandlungen und sexuellen Beeinflussungen des Kranken zugrunde liegt.

In den betrachteten Fällen wurde die Umwandlung in den weiblichen oder kindlichen Lebenszustand von den Kranken als Minderung und Herabsetzung ihres Ich erlebt. Bei jungen Schizophrenen, die eben über die Schwelle der Kindheit ins Leben der Erwachsenen hineintreten, machten wir öfters die entgegengesetzte Erfahrung; wir fanden bei ihnen nicht selten eine ausgesprochene Lebensfurcht und eine Angst vor dem Erwachsensein, unter Umständen im Konflikt mit starkem Lebensdrang und Liebesbedürfnissen. Aus diesem Konflikt heraus möchten sie in die Kindheit zurückfliehen, sie ängstigen sich vor dem grausamen Leben wie der Novize, der in die Balumhütte geschleppt wird und vor den schrecklichen Tönen, die das Ungeheuer ausstößt, in Entsetzen gerät.

b) Mystische Einigung.

Wir haben geschildert, wie die Einheitlichkeit des Trieblebens beim Schizophrenen verloren geht und wie der Zerfall der einheitlichen Triebrichtung sich in mannigfachen sexuellen Umformungen im Bewußtsein der Kranken widerspiegelt. Auf der anderen Seite kommt es bei den Kranken vielfach zu neuartigen Vereinheitlichungen, zu Zusammenschließungen der vorhandenen Triebe und Strebungen nach bestimmten Richtungen hin. Der »Zerfall« wird vom Kranken durch einen »Aufbau« kompensiert. (Der Ausdruck »Aufbau« wird von den Kranken nicht selten direkt spontan angewendet.) Es handelt sich, im Gegensatz zu den von fremder Seite passiv erlittenen Persönlichkeitsumwandlungen, um Selbstgestaltungsversuche der Kranken, die aus ihrem Streben nach Selbstbehauptung, Icherhöhung und Icherweiterung geboren sind. Die Selbstgestaltungsziele der Kranken bestehen vorwiegend in der Erlangung von Größe und Göttlichkeit, schließlich im Einswerden mit dem gesamten Kosmos.

An einem etwas eingehender geschilderten Fall einer jungen schizophrenen Kranken möge zunächst gezeigt werden, wie sich im Erleben der Kranken ihr Streben nach Persönlichkeitserhöhung auf dem Wege der Identifizierung mit anderen, höher stehenden Individuen zu verwirklichen sucht.

Es handelt sich um eine junge Schizophrene von feiner sensitiver Gemütsart, die aus sehr ungünstigen Milieuverhältnissen stammte und als Kind vom eigenen Vater vergewaltigt worden war. Die Erkrankung begann damit, daß sie aus ihrem Dienst lief, weil sie sich vom Sohn ihrer Dienstherrschaft sexuell verfolgt glaubte. In der Klinik berichtete sie, schon länger habe sie gefühlt, daß der Herr es »auf sie abgesehen« hatte. Eines Abends war er sehr freundlich gegen sie gewesen, in der Nacht kam plötzlich eine Angst über sie von ganz unbestimmter Art, es war »wie ein Zwang aus der Vergangenheit«, sie wußte nur, »es handelte sich um eine Mannsperson«, erschrocken floh sie aus dem Haus. Unterwegs war es ihr, als sei sie im Geist noch daheim. Mit Angst durchlebte sie, wie sie das Opfer der Verfolgung jenes Herrn wurde. Sie lief einen ganzen Tag, bis sie zu sich kam, dann kehrte sie wieder heim. Nun erst wurde ihr klar, daß sie sich in einem Traumzustande befunden hatte, und es kamen ihr Zweifel an der Realität ihrer Verführungsphantasie. Die Szene des sexuellen Attentats aus ihrer Jugendzeit trat ihr wieder vor Augen, ohne daß es ihr möglich war, sich das Aussehen des damaligen Verführers deutlich vorzustellen (erst später erinnerte sie sich, daß dieser — was auch objektiv bestätigt wurde — der Vater gewesen war). Damals schien es ihr, als wenn der Sohn ihrer Dienstherrschaft ganz wie jener Mann ausgesehen habe, und nun meinte sie, beide seien ein und dieselbe Person gewesen.

Man sieht, wie in der Kranken, die ihre plötzlich auftauchende erotische Neigung zum Sohn ihrer Dienstherrschaft wahnhaft umfärbt und sich als Opfer seiner sexuellen Leidenschaft erlebt, erotische Vergangenheitserlebnisse wieder wach werden. Unter diesem »Zwang aus der Vergangenheit« verweben sich die einstigen und jetzigen Vorgänge, und wie die Situationen von damals und heute zusammenfließen, so verlieren auch die Personen: der wirkliche Verführer von damals und der vermeintliche jetzige Verführer, ihren Charakter als gesonderte Individuen, sie werden zu einem einzigen Gesamtbild verdichtet und verschmolzen.

Von ihrem Vater meinte die Kranke in der Klinik mehrfach, der müsse wohl tot sein, er sei gar nicht ihr rechter Vater gewesen, sie sei vielmehr das Kind des Direktors der Klinik. Diese gegen den Vater gerichteten Beseitigungsphantasien waren offenbar der Ausdruck ihres Wunsches, mit ihrer bisherigen düsteren Vergangenheit zu brechen.

Diese Selbsterhöhungstendenzen fanden noch eine viel weitergehende Einkleidung spezifisch religiöser Art in einer Identifikation ihrer eigenen Person mit Christus. Diese Identifikation kam bei folgender Veranlassung zum Ausdruck: sie fühlt sich beim Morgenkaffee von ihrer katholischen Nachbarin »bedrängt«. Sie läßt das Brot ungegessen liegen, da fällt ihre Tasse um, und die Flüssigkeit ergießt sich über ihren Schoß, »jetzt ist alles aus«, muß sie sagen und weiß dabei, daß damit die »Macht des Bösen« gemeint ist. Es war »mit körperlichen Dingen die geistige Erlösung«, sie selbst war damit Christus geworden: so wie sie hatte auch Christus Brot und Wein »zur Darstellung des Geistigen benutzt«.

Der Weg zur Identifizierung geht also über das Erlebnis einer Situation, die vage an eine Szene der Heilsgeschichte anklingt. Dieses komplexe Zusammenklingen zweier Situationsmomente läßt die durch die Erhöhungstendenzen nahegelegte Identifizierung mit Christus vollends aktuell werden.[1]

Die Kranke sprach von dem Leidensweg, den sie selbst durchmachen mußte. Auch sie sei in einem Stall zur Welt gekommen wie Christus, und ihre traurigen Lebenserfahrungen seien das gleiche wie dessen Leidensweg. Mehrfach durchlebte sie kurz dauernde katatonische Zustände, von denen sie nachher berichtete, sie habe darin den Kreuzestod erlitten.

---

[1] Nicht selten konnten wir außerdem feststellen, daß derartige anscheinend plötzlich auftretende Identifizierungen in entsprechenden Jugendphantasien vorbereitet waren.

Sie meinte auch, daß einer der Ärzte ihr helfen werde, das Heil in die Welt zu bringen, und ihr das »Kind der Reinheit« schenken werde. In einem katatonen Zustand durchlebte sie eine Geburtsphantasie, indem sie sich zugleich als das Christuskind und dessen Mutter vorkam.[1])

Ein weiterer, gleichfalls etwas eingehender dargestellter Fall möge zeigen, wie mit dem Fortschreiten der Erkrankung die Persönlichkeitsumformungen immer schrankenlosere Ausmaße annehmen, bis sie in der Gleichsetzung mit dem Göttlichen ihren Höhepunkt erreichen.

Eine 28jährige Schizophrene, die als Dienstmädchen in der Schweiz war, erkrankte dort akut, nachdem ein längeres Vorstadium mit unbestimmten Beziehungs- und Verfolgungsideen vorangegangen war. Sie verließ ihre Dienststelle, nahm eine neue Stellung an, die sie sogleich wieder aufgab, und begab sich in ein Mädchenheim, wo sie durch ihr untätiges und verstörtes Verhalten auffiel. Sie wurde in eine Heilanstalt gebracht, dort machte sie einen Erregungszustand mit ekstatisch-religiösen Erlebnissen durch, in denen sie sich als Braut des Heilandes bezeichnete. Nach dem Abklingen desselben nach Hause entlassen, saß sie dort untätig herum, bis sie in unsere Klinik gebracht wurde. Sie berichtete nun von ihrem Schweizer Erlebnis; ihr Dienstherr habe mit ihr sexuelle Beziehungen angeknüpft, der Frau wegen habe sie die Stellung verlassen. Später sei sie noch einmal auf sein Bureau gegangen, habe sich ihm dort sexuell hingegeben; aus Geldmangel habe sie dafür Bezahlung entgegengenommen. Am Sexualverkehr habe ihr weniger gelegen, sie habe mehr auf einen Kuß gegeben, sie wollte nur jemanden, der sie liebte und den sie lieben könnte. Dann seien allerlei »Träume und Phantasien« gekommen, zuerst habe sie gemeint, der Herr habe ein Hotel, werde sie dort hinholen, dann habe sie davon geträumt, er werde sie nach Ägypten mitnehmen (er war früher einmal in Ägypten gewesen). In Ägypten seien ihre Eltern, sie sei eine Prinzessin, die verschleppt und wiedergefunden sei. Nun sei der Herr für sie »Bräutigam oder Bruder« geworden. Schließlich seien religiöse Phantasien aufgetreten, der Herr sei ihr erschienen, wie er mit einem Palmzweig in der Hand ihr zuwinkte, sich selbst habe sie als Braut des Heilandes angesehen, sie habe den Kampf in Gethsemane durchgekämpft. »Im Marthahaus da schliefen wir zu sechs Mädchen in einem Zimmer, das Zimmer war eingeteilt: drei Mädchen, Petrus, Jakobus und Johannes, waren die Lieblingsjünger des Heilandes, eine Frau mit einem Kind, das war die Schächerin am Kreuz, die hat Gnade empfangen.« Alle diese Phantasien hätten in einem gewissen Zusammenhang gestanden, bei Tage habe sie »an Ägypten gedacht«, bei Nacht »von Christus geträumt«.

Als man die Kranke fragte, ob sie in ihren Phantasien von Gethsemane selbst Christus gewesen sei, meinte sie zögernd: »ja, eigentlich, eigentlich war ich es, aber ich war es doch nicht selbst, das war die Leidensgeschichte des Heilandes, das habe ich durcherlebt und durchgekämpft. Ich habe geglaubt, dadurch die Braut des Heilandes zu sein, daß ich den Kampf durchkämpfte.«

Wir sehen, wie die erotischen Phantasien der Patientin immer phantastischere Ausmaße annehmen. Ihre Erhöhungstendenzen treiben das Liebeserleben in eine religiöse Sphäre empor, Alltägliches erscheint in einem religiösen Gewand,

---

[1]) In der obigen Szene beim Morgenkaffee klang in dem Vorgang der sich über ihren Schoß ergießenden Flüssigkeit wohl bereits der Empfängnisgedanke an.

eine Szene in der Mädchenkammer wirkt auf sie wie ein Vorgang aus der Passionsgeschichte, sie selbst rückt in die Rolle des Heilandes oder der Braut Christi hinein. Diese Identifizierung vollzog sich nicht in einer rationalen Gleichung: »Ich gleich Christus«. Sie erwuchs vielmehr rein stimmungsmäßig aus der religiösen Bedeutungsatmosphäre heraus; erst in der Anstalt nahm der Gedanke, Christus zu sein, festere Form an. Bei rückschauender Analyse ihres damaligen Erlebens mag die Patientin immerhin sagen, sie sei eigentlich Christus gewesen und sei es doch wieder nicht gewesen, während des Erlebens selbst war dieser Zwiespalt, dieses Schwanken, das mehr ein Schwanken der nachträglichen Stellungnahme ist, wohl kaum vorhanden. Das Erleben war, so wenig bestimmt und klar es auch sein mochte, doch in sich einheitlicher, es handelte sich, wie offenbar in vielen Erlebnissen dieser Art bei Schizophrenen, um ein mehr stimmungsmäßiges als rational durchgedachtes Sichgleichsetzen und Verschmelzen. Den besten Vergleich mit derartigen Erlebnisweisen bieten wieder gewisse archaische Denkweisen. So finden wir dieselbe Schwebung des Erlebens zwischen Sein und Bedeuten im indischen Denken wieder: »Prajápati (der Schöpfer) schuf zu seinem Abbild das, was das Opfer ist. Darum sagt man: das Opfer ist[1]) Prajápati. Denn zu seinem Abbild schuf er es« (Oldenberg, Buddha, 8. und 9. Aufl., S. 22).

Wie kommt es nun zu diesem unbegrenzten Emporsteigen zu immer höheren Persönlichkeitsgestaltungen, zu der schrankenlosen Ausweitung des eigenen Ich? Die treibenden Kräfte zu diesen Persönlichkeitsumformungen stammen offenbar aus einem erhöhten Bedeutungsbewußtsein und einem gesteigerten Selbstwerterleben der Kranken.

Es gibt ein psychologisches Gesetz der »affektiven Umbildung«, das besagt, daß das Affekt- und Wertbetonte dahin strebt, größere Dimensionen anzunehmen. Wir können an ganz elementare experimentelle Untersuchungen anknüpfen. G. E. Müller hat durch Versuche festgestellt, daß besonders beachtete Momente im Wahrnehmungs- und Vorstellungsbild die Tendenz zeigen, sich zu vergrößern. So werden bei Lernversuchen die besonders eindringlichen Farben, Ziffern und Buchstaben beim Hersagen größer oder leuchtender vorgestellt (G. E. Müller, Zur Analyse der Gedächtnistätigkeit und des Vorstellungsverlaufs, 3. Teil, S. 377ff.). Diese affektive Umbildungstendenz scheint gerade im Erleben primitiver Menschen eine große Rolle zu spielen. So werden in Zeichnungen von Kindern und primitiven Stämmen die affektiv besonders betonten Bestandteile in vergrößerten Ausmaßen wiedergegeben.

Es entspricht dem anschaulichen Charakter des schizophrenen Denkens, daß die Wertbetonung in einer gestaltmäßigen Vergrößerung der wertbetonten Objekte zum Ausdruck gelangt. So bewirkt insbesondere die erotische Wertkristallisierung auf das geliebte Objekt eine Vergrößerung desselben ins Übermenschliche und Kosmische.

Wir wollen das an einem etwas näher geschilderten Fall einer jungen schizophrenen Kranken zeigen, der noch dadurch besonders bemerkenswert ist, daß

---

[1]) »Das Verbum Sein« hat nicht den gewöhnlichen Sinn der Kopula, wie in den Sprachen, die wir sprechen. Es bedeutet etwas anderes und mehr. Es ist in ihm ... das Bewußtsein einer erlebten Partizipation, einer Art von Symbiose durch Wesensidentität enthalten« (Levy-Brühl, a. a. O., S. 70).

das Ich der Kranken infolge der erotischen Verbundenheit mit der geliebten Person, an der kosmischen Erweiterung, die diese erfährt, mitteilnimmt (partizipiert).

Ein 23jähriges katholisches Bauernmädchen, das immer eigenartig, launisch, ungesellig, unverträglich gewesen, dabei infolge ihrer frühzeitig erwachten gesteigerten sexuellen Erregbarkeit verschiedentlich Verführungen zum Opfer gefallen war, erkrankte, nachdem ihre lang gehegte Hoffnung auf eine Heirat mit einem Bauernsohn aus der Nachbarschaft fehlgeschlagen war. Sie lief unruhig umher, wurde bösartig gegen ihre Angehörigen, versuchte von Hause fortzulaufen. In der Klinik war sie anfangs sehr wenig zugänglich; sie lächelte geistesabwesend; vielfach traten beim Sprechen Sperrungen auf. Dann fiel sie auf dem Saal durch obszöne Redensarten auf, sie bezeichnete die Pflegerinnen als »himmlische Buben« und lud sie zu sexuellem Verkehr mit ihr ein; eine Schwester E. machte sie zu ihrem »Herrgott«, während sie sich selbst bald als Christus, bald als Jungfau Maria bezeichnete. Der Schwester E. schrieb sie eine Menge Briefe, zum Teil in sehr verschrobenem Stil, mit vielen merkwürdigen Wortbildungen. Diese anfangs fast unzugängliche Kranke geriet in den letzten Tagen ihres Klinikaufenthalts vor ihrer Überführung in eine Heilanstalt immer mehr in einen Zustand leicht ekstatischer Gehobenheit. In diesem Zustand, in dem sie viel freier und ungehemmter als anfangs Auskunft gab, produzierte sie nun folgende Äußerungen: Eine neue Zeit sei gekommen, sie sei in Gottes Gedanken aufgenommen, alle innere Beziehungen zu ihren Angehörigen habe sie abgebrochen. Sie sehe sie nicht mehr als eigen an, sie spreche mit ihnen wie mit fremden Personen. »Ich kann's nimmer und will's auch nimmer, wenn ich auch wollt', von Natur aus geht es nicht mehr, die ganze Freud hab ich schon dahingesetzt an Schwester E.« In ihr und in der Schwester E. sei alles enthalten, alles, »von Christus bis zum Niedrigsten«.

(Auf Befragen nach ihrer Beziehung zu der Krankenschwester:) »Wir sind ganz eins, beide eins, sie ist der Herrgott, ich bin dasselbe wie sie. (Wie ist das möglich?) Deswegen bleibt sie gerade ihre Person. (Sie ist doch Schwester hier?) Das auch. (Als sie vorhin mit Ihnen sprach, war sie dieselbe wie Sie?) Ja, dieselbe und auch ihre Person. Ich bin in der Schwester E., und Schwester E. ist in mir. Ich habe meine Natur und ihr Wesen, sie hat ihr eigenes Wesen und meine Natur.«

Es bestand kein Zweifel, daß die innere Einigung mit der Krankenschwester, die für die Kranke den Herrgott darstellte, auf dem Weg über die Erotik zustande gekommen war. Die liebeglühenden Briefe, die Patientin an jene schrieb, machten dies vollends deutlich; da heißt es z. B.: »Meine gute, sehr gute E., von ganzem Herzen liebe ich Dich, meinen Gott und Herrn des Himmels und der Erde, niemand weiß, daß Du Gott, die ewige unfehlbare Wahrheit bist, kein Mensch auf der ganzen Welt nicht. . . . O welche Liebe ich empfand, als ich Dich habe umarmen dürfen, da ist ein Strahl von heiliger Liebe zu mir gedrungen. . . . Meine Freude währet ewig bei Dir zu wohnen, mein Lebensbrot, mit süßer Allmachtsliebe durchdrungen; das soll nicht gesund und labend sein, solche Liebe im Seelenbade? Das ist unaussprechlich heilig, bei Dir zu wohnen im Herzen der Liebe. . . . O welches Verlangen nach Dir, meinem besten Vater, welche Freude, wenn Du bei mir einkehrst. . . . Mein Herr und mein Gott, mein Alles auf der ganzen argen Welt, meine einzige Stütze im Leben und Leiden. . . .

Wir sind ja eins in der Liebe. . . . Es ist ja alles eine Natur und Wesen. . . . Ich liebe Deine Gerechtigkeit in heiliger Liebe, ja von meiner ganzen armen notbedürftigen schwachen heimwehschmachtenden Seele, liebe, gute, treue, geschworene, sanfte, kräftige, von Liebe durchdrungene E. . . . Mein Leben träumt so süß nach Dir, o Du unsere ewige Hilfe in größter Not, Bedrängnis und Leiden. . . . Dein und unser eigenes Herrgottle sei doch so gut und hilf uns. . . . Wir sind einander so arg eingehärtet in so großer, mächtiger, brennender Liebe. . . .«

Dieser Fall ist zunächst zum Verständnis des Erlebens von Partizipationen bemerkenswert. Das Erlebnis der Partizipation steigert sich hier bis zum Gefühl einer **mystischen Weseneinigung mit dem Höheren**. Für diese Kranke ist in einer noch bestimmteren und zweifelsfreieren Weise als in den früheren Beispielen der Unterschied zwischen dem Ich und dem Du ausgelöscht. Levy-Brühl nennt mit Recht das Erlebnis einer derartigen Weseneinigung beim Primitiven eine »mystische« Erfahrung, denn zweifellos sind derartige Erlebnisse des Einswerdens die zentralen Erlebnisse aller spezifisch religiösen Mystik.

»**Ich und Du ist das nicht dasselbe?**« Der enthusiastische Ausruf unserer früher erwähnten Kranken (vgl. S. 26), das ist der Grundgedanke aller mystischen Ekstasen überhaupt, die »ekstatische Identitätsformel«, wie Heiler sagt. Sie kommt zum Ausdruck im »tat tvam asi« (das bist du selbst) der Inder so gut wie in den Versen Mechthilds: »ich bin in dir, und du bist in mir« (Heiler, Das Gebet, 3. Aufl., S. 306). Dieses Einswerden in der Unio mystica wird mit allen Kräften der Seele vom Mystiker ersehnt. »Wie lange noch wird es zwischen dir und mir das Ich und das Du geben«, ruft ein islamischer Mystiker, und Tersteegen dichtet: »Zerstör den Grund der Eigenheit, der uns noch hält geschieden« . . . . Wenn das Ich und das Du dann unzertrennlich zusammengeflossen sind, so heißt es: »Es hat zwischen uns aufgehört das Ich und das Du, ich bin nicht ich, du bist nicht du, auch bist du nicht ich; ich bin zugleich ich und du, du bist zugleich du und ich. Ich bin in Verwirrung darüber, ob du ich oder ich du seiest« (islamischer Mystiker, Heiler, a. a. O., S. 301).

Es ist nun charakteristisch, daß das mystische Einigungserlebnis bei unserer Kranken in der **primitiv-sinnlichen Form einer sexuellen Vereinigung** mit der zur Gottheit erhobenen Krankenschwester auftritt.

Daneben hat das Einigungserlebnis bei unserer Kranken noch einen **magischen Einschlag**. Sie kann durch Partizipation an dem Sein der von ihr geliebten und erhöhten Persönlichkeit an deren Größe und Bedeutung unmittelbar selbst Anteil gewinnen[1]).

Das sexuelle Symbol als Bild und Analogie des ekstatischen Erlebnisses findet sich ja in der Mystik aller Zeiten: »So wie einer, von einem geliebten Weib umschlungen, kein Bewußtsein hat von dem, was außen und innen ist, so hat auch der Geist, der von dem Urselbst verschlungen ist, kein Bewußtsein von dem,

---

[1]) Die zwiefache (erotische und magische) Wurzel des Partizipationserlebnisses wurde besonders deutlich in den Äußerungen eines jungen homosexuellen Zwangsneurotikers: »Wenn ein Mann recht männlich und hübsch aussah, meinte ich, du kannst ihn nicht nachahmen; mit solchen wollte ich gern Umgang haben, wenn auch als untergeordneter Teil. Ich dachte, wenn sie ihn loben, loben sie dich mit, dann hätte ich Anteil an seiner Größe.«

was außen und innen ist«, heißt es in den Upanischaden. Und Plotin sagt von der mystischen Ekstase: »Es ist kein Zwischenraum mehr da, es sind nicht mehr zwei, sondern beide sind eins, sie sind nicht voneinander zu scheiden, solange jenes da ist. Diese Vereinigung ahmen hier in dieser Welt die Liebenden und Geliebten nach, die miteinander zu einem Wesen verschmelzen wollen« (Heiler, a. a. O., S. 334).

Dagegen ist in der erotischen Mystik unserer Kranken das triebhaft Sexuelle nicht nur Gleichnis der mystischen Unio, sondern aufs innigste mit ihr verwoben. Gerade dieser starke Einschlag ursprünglicher Sinnlichkeit scheint zu zeigen, daß wir bei unserer Kranken eine verhältnismäßig primitive Stufe mystischen Erlebens vor uns haben. Das gibt uns ein besonderes Recht, angesichts dieser mystischen Erlebnisse von spezifisch primitiv-archaischen Erlebnisformen zu sprechen.

Erlebnisse dieser Art[1]) bilden wahrscheinlich die Wurzeln alles Mystischen überhaupt. Sind doch die Ursprünge der Mystik sehr wahrscheinlich in den sexuellen Riten der Mysterien zu suchen, in denen die Verbindung mit der Gottheit in der Form der $συνουσία$, des »$ἱερὸς γάμος$« (der geschlechtlichen Vereinigung) vollzogen wurde. (Beilager mit dem Götterbild oder mit dem Priester als dem Stellvertreter der Gottheit, oder symbolische Darstellung des Sexualverkehrs mit Hilfe eines Phallussymbols, z. B. der Schlange.) (Heiler, a. a. O., S. 331; vgl. Reitzenstein, Hellenistische Mysterienreligionen, S. 21 f.)

Auch das andere Motiv im Einigungserlebnis unserer Kranken, das magische, finden wir in den Ursprungserlebnissen primitiver Mystik wieder. Das Teilhaben an der Gottheit, wie es in den Mysterien erstrebt wird, ist ja nicht nur sexuelle Hingabe, nicht nur ein Selbstopfer, um Schutz zu genießen, neben dem sexuellen Opfermotiv ist das Zaubermotiv wirksam. »Der Mensch sucht durch das unmittelbare Kontagium mit der im Götterbild, dem menschlichen Stellvertreter oder phallischen Symbol gegenwärtigen Gottheit ihre geheimnisvolle Zaubermacht (Mana), ihre Lebenskraft und Unsterblichkeit in sich aufzunehmen« (Heiler, a. a. O., S. 331). Aus diesen magischen Wurzeln der Mystik werden jene merkwürdigen Handlungen verständlich, durch die sich der Religiöse bei frühen Völkern des Göttlichen zu bemächtigen, sich mit ihm zu erfüllen und zu identifizieren sucht, jene Formen der magischen »Identifikation seiner selbst mit dem Numen durch magisch-kultisches Handeln, durch Formel, Weihe, Beschwörung, Konsekration, Einbannung«, durch die »schamanistischen Prozeduren der Besitzung, Einwohnung, Selbsterfüllung in Exaltation und Ekstase« (R. Otto, Das Heilige, 1920, S. 41).

---

[1]) Eine 35jährige Schizophrene der Freiburger Klinik, deren Krankengeschichte mir Herr Privatdozent Dr. Küppers in liebenswürdiger Weise zur Verfügung stellte, erzählte unter süßlich-erotischem Lächeln, wie sie zu »Frau Jesus« geworden war. Bei der Kommunion habe sich Jesus aus der Oblate herausgeschwungen und sei durch ihren Mund in sie hineingefahren. Er habe sich in ihr entfaltet und gesagt: »Ich bin in dir.« Einmal sei die »Kraft seiner Lenden« in ihre rechte Seite gefahren. Das »Ei« sei im Bade geplatzt und habe das Wasser wie mit weißen Flocken bedeckt. Später meinte die Kranke, sie sei von Jesus schwanger, sie spüre es in der linken Seite. Sie verfiel dann immer mehr in eine wilde, zügellose Erotik, in der sie sich jedermann zum Geschlechtsverkehr anbot. Schließlich nannte sie sich: »Frau Hedwig Gott.«

c) Kosmische Identifizierung.

Wenn wir uns nunmehr den kosmischen Erlebnissen der Schizophrenen, den Identifizierungen des Ich mit dem Weltganzen[1]) zuwenden, so müssen wir zu ihrem Verständnis etwas weiter ausholen. Natürlich ist die Grundlage auch der kosmischen Identifizierungen zunächst wieder das komplexe Denken. Die Grundlage ist eine ganz analoge wie etwa bei den Identifizierungen zwischen irdischen und himmlischen Dingen, wie sie Preuß von den Primitiven in Mexiko beschrieben hat. »Das feurige Leuchten der Gestirne genügt, um in ihnen Feuergötter und den Feuergott wie in dem irdischen Feuer zu erkennen. Die Regengötter haben ihren Sitz auch am Himmel, weil der dunkle Himmel das Wasser ist. Aber der Mais — der mit einem Stern gleichgesetzt wird — hat mit dem Aussehen der Gestirne nichts zu tun. Da tritt eben die Grundidee der Identifizierung der (nächtlichen) Unterwelt, aus deren Schoß alles hervorkommt, mit dem Nachthimmel in ihre Rechte.« Preuß meint, »wenn man die Entwicklung aller dieser Gedanken nicht kennt, muß einem besonders wunderbar erscheinen, wie ein Gott (der Maisgott) auf Erden erscheinen kann, ohne daß er als Stern am Himmel zu sein aufhört. Und wie er überhaupt in den verschiedensten Dingen zugleich sich offenbaren kann« (Preuß, Nayarit-Expedition, S. LIII).

Zu den Grundgedanken der in fast allen großen Religionen, insbesondere in der babylonischen, sich wiederfindenden »religiösen Weltenlehre« (Jeremias) gehört auch der, daß das irdische Sein und Geschehen dem kosmischen Sein und Geschehen entspricht. »Die Teilerscheinungen vom Großen bis zum Kleinsten sind Spiegelbilder des Ganzen und Spiegelbilder voneinander.« »Der Mensch als Bild der Gottheit ist ein Kosmos im Kleinen und teilt seine Geschicke« (Jeremias, Allgem. Religionsgeschichte, 1918, S. 6). Diese Grundidee kehrt in der Astrologie wieder, die den einzel-persönlichen Lebenslauf an kosmische Regeln knüpft. Diese Idee finden wir im indischen Denken. Oldenberg sagt: »Was der indische Denker im eigenen Ich erkannt hat, überträgt sich ihm mit unwiderstehlicher Notwendigkeit auf die Außenwelt. Für ihn spielen Mikrokosmos und Makrokosmos unablässig ineinander und weisen von Hüben und Drüben gleiche Gestaltungen bedeutungsvoll aufeinander hin. Der Wind, der das ausgehende Feuer, die untergehende Sonne, das verdunstende Wasser in sich aufnimmt, wird ,in bezug auf das Ich' dem Atem gleichgesetzt, in den der schlafende Mensch seine Stimme, sein Gesicht, sein Gehör, sein Denken aushaucht. Das menschliche Auge gleicht dem kosmischen Auge der Sonne und vereinigt sich beim Tode mit ihm. Überall trifft man auf ,Parallelisierungen' der einzelnen Teile oder Organe der Persönlichkeit mit den einzelnen Potenzen des Weltalls« (Oldenberg, Buddha, 8. und 9. Aufl., S. 27/28).

Im Buddhismus sind die Bewußtseinsstufen, zu denen sich der Meditierende erhebt und die er durchschreitet, zugleich bestimmte Weltsphären. »Die Begriffe: Bewußtseinsstufen und Welten oder Weltsphären gehen im Buddhismus ständig ineinander über« (Beck, Buddhismus II, S. 52).

Noch in der Philosophie und Dichtung unserer Tage finden wir diese uralten Denkweisen wieder. Im Schrifttum der deutschen Romantik erwachten sie

---

[1]) Beispiele folgen weiter unten.

zu neuem Leben. In der romantischen Dichtung finden wir die Aufhebung aller Begrenzungen, die ja die Voraussetzung der kosmischen Verschmelzungen und Identifizierungen ist: die »geformte Wirklichkeit« erscheint aufgelöst, statt »gegebener, gewachsener, gestalteter, greifbarer Dinge« bleibt »nur noch Bewegung und Gefühl«, alle plastischen Umrisse hören auf, die Grenzen verwischen sich, die menschliche Figur verliert ihre spezifische »Schwere«, ihren Charakter, ihr eigenes Geschick, sie wird »durchsichtig, nichts als Sinn und phantastische Laune«, außermenschliche Dinge werden personifiziert, Gegenstände reden wie Menschen, die Welt wird Traum (Gundolf in »Shakespeare und der deutsche Geist«). Die äußere Wirklichkeit wird zum bloßen Spiegel, zum Symbol der Innenwelt. Friedrich Schlegel nennt die Natur den »Makro-anthropos«. Tieck sagt dasselbe in poetischer Form: »Was in den Himmelskreisen sich bewegt, das muß auch bildlich auf der Erde walten, das wird auch in des Menschen Brust erregt, Natur kann nichts in engen Grenzen halten«. Für Novalis ist der Mensch eine »Analogienquelle für das Weltall«. »Die Welt ist ein symbolisches Bild des Geistes.« »Wir und die Welt sind integrante Hälften.« »Je positiver wir werden, desto negativer wird die Welt um uns, bis wir am Ende alles in allem sind.«

Diese Idee der kosmischen Entsprechung ist nun ursprünglich alles andere als bloße philosophische Theorie, sie ist vielmehr ein unmittelbarer Ausdruck eines für die archaische Vorzeit spezifischen Weltgefühls. Auf einer sehr frühen Stufe erlebt sich der Mensch unmittelbar als Zentrum der Welt, er unterscheidet sich noch nicht vom All, erst durch Erfahrung der Widerstände und Hemmungen wird er sich seiner Begrenztheit bewußt. Wie er sich im magischen Allmachtsgefühl überallhin wirkend erlebt, weil er die Grenzen seines Wirkungsbereichs noch nicht kennt, so fühlt er sich auch als das All erfüllend, allebend und allgegenwärtig.

Der entwickelte Kulturmensch weiß von derartigen kosmischen Wirkungskräften in sich im allgemeinen nichts mehr. Er erlebt sein Ich als ein begrenztes Gebilde inmitten einer hemmenden und beschränkenden Umwelt. Wohl können noch manche Menschen beim Anblick großer Natur einen Stimmungszusammenklang mit der Umwelt erleben, ein Gefühl, als ob ihr Ich mit dem Weltganzen verschmölze. Malwida v. Meysenbug, Amiel u. a. haben in unserer Zeit diesem Erleben typischen Ausdruck gegeben[1]). Auch bietet die Mystik noch

---

[1]) Malwida v. Meysenbug: »Ich war allein am Meeresufer, als mich diese Gedanken befreiend und versöhnend umfluteten. Und wieder, wie einst in fernen Tagen in den Alpen der Dauphiné, trieb es mich, hier niederzuknien vor der unbegrenzten Flut, dem Sinnbild des Unendlichen. Ich fühlte, daß ich betete, wie ich nie zuvor gebetet hatte, und erkannte nun, was das eigentliche Gebet ist: Einkehr aus der Vereinzelung der Individuation heraus in das Bewußtsein der Einheit mit allem, was ist; niederknien als das Vergängliche und aufstehen als das Unvergängliche. Erde, Himmel und Meer erklangen wie in einer großen, weltumfassenden Harmonie. Mir war es, als umgebe mich der Chor aller Großen, die je gelebt. Ich fühlte mich eins mit ihnen, und es erschien mir, als hörte ich ihren Gruß: Auch du gehörst mit in die Zahl der Überwinder.«

Amiel: »Werden sie niemals wiederkommen, diese wundervollen Träume, die ich früher gehabt? Einmal in meiner Knabenzeit, beim Morgengrauen, in den Ruinen von Faucigny, ein andermal in den Bergen, in der Mittagssonne, oberhalb von Lavey; nachts auf dem sandigen Strande der Nordsee, lang hingestreckt an der Küste, den Blick auf die Milchstraße gerichtet; diese gewaltigen, unsterblichen, weltbildenden Träume, man trägt das All in seiner Brust, reicht zu den Sternen, ist Herr über das Unendliche. —

heute für manche ein Mittel, die verloren gegangene Identifizierung mit dem All wieder herzustellen. In der Schizophrenie dagegen kommt es nicht selten zu einem ganz unmittelbaren Wegfall der Ichschranke und damit zu Erlebnissen einer kosmischen Ausweitung, die den urzeitlichen kosmischen Identifizierungen nahekommen.

Dazu kommt, daß jenes schon oben erwähnte erhöhte Bedeutungsbewußtsein und gesteigerte Selbstwerterleben auf affektivem Weg das Beziehungsverhältnis zwischen Ich und Welt vollends zugunsten des Ich verschiebt:

Der Schizophrene — man kann sagen der schizoide Mensch — neigt dazu, sein Ich nicht einfach in naiver Unmittelbarkeit, sondern mit dem Wertakzent einer gewissen Bedeutsamkeit zu erleben. Er erlebt sein eigenes Sein als etwas Zentraleres als das gesamte Geschehen, ja manchmal als das einzig Bedeutsame überhaupt, das geschieht. In der autistischen Phantasiewelt, die er sich aufbaut, rückt sein Ich nicht selten in eine alles beherrschende Rolle. Es ist, als konzentrierten sich alle Werte auf das eigene Ich, während die Welt auf Kosten des Ich von Werten entleert wird. Im eigenen Handeln liegt ein Akzent kosmischer Bedeutsamkeit, dem er häufig in der großen Geste, im Pathos und Getragenheit Ausdruck verleiht. Wenn so vielfach für den Schizophrenen die Welt außer dem Ich affektiv nicht existiert, wenn alle Werte, die sonst den Weltdingen anhaften, sich auf das eigene Ich konzentrieren[1]), so muß sich, dem anschaulichen Denken der Schizophrenen entsprechend, das mit kosmischem Bedeutungsgehalt erfüllte Ich zum Weltganzen erweitern. Das Ich muß selbst zur Welt werden.

So sind die großen Weltuntergangserlebnisse der Schizophrenen vielfach nur Bilder von den Umwälzungen seiner Innenwelt[2]). Die körperlichen und seelischen Erschütterungen des Ich spiegeln sich als Weltkatastrophen wider[3]).

Insbesondere sind es die sexuellen Fragen und Erfahrungen, die — zumal in den schizophrenen Erkrankungen des Pubertätsalters — als die zentralen, alles andere überschattenden Weltprobleme kosmische Ausmaße gewinnen[4]).

Augenblicke gottbegnadigten Schauens, in denen wir uns groß fühlen wie das Universum, und ruhig wie ein Gott! Die ganze Schöpfung ist uns untertan; von den himmlischen Sphären bis herab zu Moos und Muschel lebt sie in uns und vollendet in uns ihr ewiges Werk, wie sie muß, mit der leidenschaftlichen Glut der Liebe.« (Beide Zitate bei Birnbaum, Psychopathologische Dokumente, 1920, S. 65 u. 66.)

[1]) Die Psychoanalytiker haben die Konzentrierung aller Werte auf das eigene Ich und die Wertentleerung der Welt im Sinne der Libido-Theorie allzu einseitig als infantilen Narzismus gedeutet.

[2]) Dies hat Freud bereits in seiner Schreberanalyse erkannt.

[3]) Ein Kranker Mäders berichtet, wie ihn ein Schneeball ins rechte Auge traf; zur selben Zeit ereignete sich eine furchtbare Überschwemmung. Mäder zeigt, wie der Patient den nach dem Stoß ins Auge erzeugten Tränenfluß mit dem kosmischen Vorgang einer Überschwemmung gleichsetzt (Jahrbuch f. psychoanalyt. Forschung II).

[4]) Ein Kranker Ittens sagt von sich, er sei selbst ein Weltkörper gewesen, eine Erde, um die sich eine Sonne drehte, er spricht von einem kolossalen Hitzeprozeß bei der Vereinigung des Erdballs (seiner selbst) und eines Fixsterns (damit soll, wie die Analyse ergibt, seine Mutter gemeint sein), durch den ein neuer Körper entstanden sei (Jahrbuch f. psychoanalyt. Forschung V).

Wir geben im folgenden die Schilderung einer jungen schizophrenen Kranken, deren kosmisches Erleben sich bei der Analyse als eine Widerspiegelung von sexuellen Erfahrungen und Strebungen enthüllte, die durch den Krankheitsprozeß zum Zentrum ihres Seins geworden waren.

Es handelt sich um ein 19jähriges, noch etwas infantiles Mädchen, aus gebildeter Familie, das sich von ihren Eltern von jeher wenig verstanden fühlte. Die Krankheit entwickelt sich mit dem Einsetzen der ersten Liebesregung, die sie als Sünde abweist. Im Mittelpunkt ihres Denkens steht das sexuelle Problem, das ihr »letzte Wahrheit« bedeutet. Sie hat keine Aufklärung erhalten. Sie fühlt eine »krankhafte Sehnsucht, zu einem Ergebnis zu kommen«. Der Sexualakt schwebt ihr als etwas Grauenhaftes vor, als etwas Unreines, bei dem man sterben muß. Sie sehnt sich nach »der Reinheit, die das Höchste ist«. In dem Ringen mit dem sexuellen Problem ist ihr Christus als Idealfigur vorgekommen, als »das Kind«, dem sie gleich werden will. Sie quält sich mit der Frage, ob dessen Beschneidung mit Kastration identisch ist. Lebenshunger und Erlösungsphantasien kämpfen in ihr. Letzte Fragen tauchen auf: der Zusammenhang zwischen Körper und Geist (sie wundert sich, daß sie nur zu rufen braucht und schon der andere (in ihren Visionen) körperlich da ist), die Frage der Seelenwanderung (sie bezeichnet Ref. einmal als Vater, Bruder und Mann zugleich, das alles sei er durch die Seelenwanderung).

Eines Tages berichtete die Kranke folgendes kosmische Phantasieerlebnis:

Der Kosmos ist ins Wanken geraten, weil sie »aus ihrer Bahn gerissen« ist; »das ganze Sonnensystem ist verschoben«. Sie hat gemeint, der Mond würde auf die Erde fliegen und diese würde wegen ihrer Schlechtigkeit an allen vier Weltpolen angezündet.

Die Analyse dieser kosmischen Phantasie ergibt, daß sie einen psychologisch anthropomorphen Sinn enthält. Ich führe ihre diesbezüglichen Äußerungen wörtlich an.

»Ich stellte mir vor, ich müßte so rein werden wie Christus, und der Mond müßte durch mich in die Erde fliegen. (Woher das Bild vom Mond, der in die Erde fliegt?) Das kam von der ‚göttlichen Komödie‘, ich dachte, der Mond müsse in den Mittelpunkt der Erde, in das Fegefeuer, das bedeutete die Erlösung vom Fegefeuer. (Bedeutung des Mondes?) Der Mond ist das Licht der Nacht, die Hoffnung auf Reinheit in der Nacht, wo so Schlimmes passiert. Da muß doch in der Nacht auch ein Licht leuchten. (Sonne, Mond und Erde auch mit Personen gleichgesetzt?) Die Sonne ist Lebenswärme, das Blut, die Erde ist Mutter Natur, das Kind war der Mond, der unschuldige Mond, der keine Wärme hat und Gesichter schneiden kann (Lächelt). (Warum der Mond durch sie in die Erde fliegt?) Das ist ein Vergleich mit der unbefleckten Empfängnis Marias gewesen. Es war am Tag vorher, als ich in einer stillen Stunde den Glauben an

---

Ein katatoner Kranker Nunbergs vergewaltigt unter dem Eindruck des Weltuntergangserlebnisses seine Schwester, um sich fortzupflanzen und zugleich — was für ihn nach dem Fortfall der Ichgrenze dasselbe ist — die ausgestorbene Welt vor dem Untergang zu retten (Nunberg, Intern. Zeitschr. f. ärztliche Psychoanalyse VI, 1920).

Ein Kranker Nelkens erlebt sich im katatonen Anfall als »Urgott«, in seiner Phansasie tötet er seinen Vater und zeugt mit der »Himmelskönigin« Söhne, die ihn wiederum zu beseitigen suchen (Jahrbuch f. psychoanalyt. Forschung IV).

Jesus fand. Von der unbefleckten Empfängnis Marias bin ich auf das geschlechtliche Problem gekommen. Ich meinte das alles in geschlechtlicher Beziehung, das war die Hauptsache, die mich immer beschäftigt hat. Ich meinte, die unbefleckte Empfängnis könne so gewesen sein, daß Maria den Mond empfangen habe. Ich dachte auch, der Mond sei Hoffnung auf ein Kind. (Bedeutung des Ganzen für sie?) Da setzt das Verhältnis zu meinem Vater ein, weil der mich nicht aufgeklärt hat. (Der Vater auch im Sonne-, Mond- und Erdebild?) Der Vater ist doch die Lebenswärme, gibt sein Blut in das Kind, er sollte als Sonne sein Kind aufklären in aller Natürlichkeit (lächelt). (Beziehung auf sie selbst?) Es war die Sehnsucht nach Unschuld, und nach Gutem. Ich glaubte mich damals im Fegefeuer. (Auch Sehnsucht nach unbefleckter Empfängnis?) Gewiß, das ist durchaus wahr.«

Sie erzählt noch: »Das alles ist von selbst über mich gekommen wie eine Inspiration, wie ein Gewittersturm, der mich dann von meiner Pflicht ganz abführte.« Dieses symbolische Denken sei in ihr mit dem Erwachen der Sexualität aufgetreten. »Mit dem Erwachen des Körperlichen ist auch die Seele erwacht, die vorher schlummerte.« Jetzt wisse sie, daß sie von der Wirklichkeit abgekommen sei.

Bemerkenswert ist das ganz klare Bedeutungsbewußtsein der Patientin bezüglich des Sinnes ihrer kosmischen Phantasie, und die Evidenz, die ihre Deutung für sie besitzt. In der Analyse vermag sie weitgehend in dem Erlebten das Bildermaterial von dem Bedeutungshintergrund zu sondern. Es ist unwahrscheinlich, daß im Augenblick des Erlebens eine derartig scharfe Scheidung bereits vorhanden war. Vielmehr verwob sich darin Bildermaterial und Bedeutungshintergrund zu einem schillernden Gesamtbild, in dem bald die astrale Gestaltenwelt, bald die Sinnbeziehung auf die eigene Person stärker hervortrat.

In diesen Phantasien reiht sich die Patientin in einen großen Naturzusammenhang ein, die astrale Gestaltenwelt wird ihr Material zur Darstellung innerer Vorgänge und Konflikte. Die einzelnen astralen Motive schillern in vielfarbiger Bedeutung: Die Sonne wird als Lebenswärme mit dem Vater gleichgesetzt, sie ist das Blut, das der Vater in das Kind gibt, sie ist auch das klärende Licht und tritt auch deshalb für den Vater ein, der die Aufgabe hat, das Kind aufzuklären. Der Mond ist Kind, weil er noch kalt ist wie das sexuell noch unberührte Kind und wie dieses Gesichter schneiden kann. Er ist die asexuelle kindliche Unschuld und hat doch andererseits als Hüter der Nacht eine spezifisch sexuelle Bedeutung. Sein Flug in die Erde symbolisiert den Akt der Empfängnis. Natureindrücke, religiöse Symbolik, dichterische Reminiszenzen klingen in und durcheinander. Unter den Erschütterungen des inneren Erlebens flutet die Phantasietätigkeit über alle Grenzen und verschmilzt Inneres und Äußeres, Seelisches und Räumliches, Mikro- und Makrokosmos. Der unfraglich nicht geringe poetische Reiz der kosmischen Phantasieprodukte unserer Kranken liegt darin, daß sich in ihnen noch die ganze ursprüngliche Gefühlskraft auslebt, die den ersten akuten Stadien der Schizophrenie vielfach eigen ist. Wenn derartige Ideen in vorgeschrittneren Stadien der Erkrankung auftreten, so fehlt ihnen meist diese Gefühlslebendigkeit; sie erscheinen weit mehr rationalisiert, ja häufig im Schema und System erstarrt. —

Daß der tragende Urgrund des kosmischen Erlebens, wie wir dies bereits für unsere Kranken betonten, das rauschhaft gesteigerte Lebensgefühl und Bedeutungsbewußtsein ist, wird ganz deutlich, wenn wir die altindischen Schilderungen ekstatischer Erlebnisse heranziehen. Ich denke da besonders an die bisher so schwer zugänglichen Schilderungen im Atharvaveda XI, 5 und Atharvaveda XV, die Hauer in seinem jüngst erschienenen Buch: »Die Anfänge der Yogapraxis« unserm Verständnis erschlossen hat (Hauer, Die Anfänge der Yogapraxis. Eine Untersuchung über die Wurzeln der indischen Mystik, 1922).

Atharvaveda XI, 5 (eine Übersetzung bei Deußen, Geschichte der Philosophie, 1. Bd., 1. Abteilung, S. 277 ff.) handelt von der vedischen Jünglingsweihe. Der Brahmacarin, der Brahmanenschüler, der geweihte Jüngling, erscheint in diesem Lied als kosmische Persönlichkeit, alle seine Fähigkeiten erscheinen ins Kosmische gesteigert, werden mit kosmischen Vorgängen eins gesetzt. Wie ist das zu verstehen? Brahmacarin bedeutet nach Hauer einer, der auf Brahman ausgeht, d. h. einer, der sich mit der geheimen Zauberkraft zu erfüllen trachtet, die für den Inder später der Urgrund des Seins wird. Der Brahmacarin, heißt es in jenem Lied, trägt das Brahman, ihm sind die Götter alle eingewoben (Vers 24). Ja es heißt, daß er Brahman erst hervorbringt, »der Brahmacarin ist geboren vor dem Brahma, aus ihm wurde Brahmankraft geboren, das höchste Brahma und alle Götter zusammen mit der Unsterblichkeit« (Vers 5).

Er ist der Schöpfer und Erhalter der Götter, der Welt und aller Kreatur, er geht in den Wind, die Sonne und den Mond und wird mit ihnen gleichgesetzt. Ja er ist Prajápati sogar (der Schöpfer-Gott selbst) (Vers 16)[1]. Derartige Erlebnisse sind nur aus einer grenzenlosen Erhöhung des Lebensgefühls verständlich. »Das ganze Lied«, sagt Hauer, »ist eine ideale Schilderung der Kräfte und Erlebnisse des Geweihten, der in intensivster, ekstatischer Erregung sich befindet. Nur eine ins Ungeheure gesteigerte ekstatische Erfahrung, das ist meine Behauptung auch hier, konnte solch kühne Gedankengänge erzeugen! Nur wer fühlte, daß durch die asketischen Übungen in seiner Seele gewaltige Erlebnisse ausgelöst wurden, die sein Lebensgefühl unendlich steigerten, daß sein enges Ich sich weitete, — nur wer sich in engster Gemeinschaft mit den Göttern wußte, konnte den Anspruch erheben, das eigentliche Leben und die erhaltende Kraft des ganzen Universums zu sein« (Hauer, a. a. O., S. 79 ff.).

Ein anderer indischer Ekstatiker, der Vrátya, wird im Atharvaveda XV gepriesen (eine — allerdings nicht ganz zureichende — Übersetzung bei Weber, Indische Studien I, S. 121 ff.). Dieser Ekstatiker zieht als Vagant umher und führt auf seinen Wanderungen mit seinen Begleitern Aufzüge oder Tänze auf. Hauer berichtet: »Der Vrátya steht auf, schwankt hin und her in nördlicher Richtung und hinter ihm drein ... die Adityas und alle Götter. Seine ganze Begleitung, die offenbar mit ihm hinschwankt, und sein Aufzug werden weiterhin in der gewohnten echt indischen Weise mit allerhand mächtigen Wesenheiten gleichgesetzt. ... Offenbar setzt er sich nach diesem ersten Gang oder Tanz; dann steht er wieder auf und schwankt nach Süden mit seiner Begleitung, nun folgt dieselbe mystische Ineinssetzung dessen, was zu ihm gehört,

---

[1] Wir denken an den katatonen Kranken Nelkens, der sich als »Urgott« erlebte (vgl. Anmerkung zu S. 69).

mit Mächten und Erscheinungen des Lebens in der Natur, und so in immer gleichem Rhythmus nach Westen und nach Osten. . . . Wir sehen also wieder dieselbe kosmische Bedeutung des Ekstatikers und dessen, was zu ihm gehört« (Hauer, a. a. O., S. 178). Wir erinnern uns an jenen im Beginn unserer Untersuchung (S. 8) geschilderten Kranken, der sich aus dem Bett fallen ließ, um »die Welt in Umwälzung zu bringen, wie er sagte, daß das Rad seinen Schwung erhalte«. Durch den Tanz steigert der Vrátya sich ins Kosmische, er zieht alle geheime Kraft an sich, nimmt alle Götter in sich auf. Hauer interpretiert Lied 6 des Atharvaveda XV: »Nicht mehr in die vier Himmelsrichtungen schwankt der Vrátya, nein, im wirbenden Tanz zur festen, zur aufrechten, zur höchsten, zur fernsten, zur unbestimmten Gegend, zu einer, aus der man nicht mehr zurückkommt, und Erde, Feuer, die Pflanzenwelt und alle Gestirne, Gesänge und Opfersprüche, Opfer und Opferer, Vieh, Jahreszeiten und Monate, Welten und Götter, Endlichkeit und Unendlichkeit stürzen hinter ihm drein in wildem Fluge, ja nehmen Wohnsitz in ihm. Dann plötzlich wie außer Atem und in Erschöpfung kann der Dichter nur noch singen ‚er schwankte in die Gegenden‘, um noch einmal zum großen Schöpfergott zurückzukehren, mit dem Lied 1 begonnen; es scheint, als ob er in diesem wirbelnden Tanze sich dem Gotte, seinem Ursprung, wieder vereinigte. Dieser Gesang . . . . . scheint mir in seiner mit Wildheit verbundenen Monotonie die Erfahrung beim wilden Tanze darzustellen, bei dem dem Vrátya aller Sinn für Raum verloren geht im ekstatischen Wirbel, in dem ihm alle Götter erscheinen und in dem er sie und alle Wesenheiten in sich eingehen fühlt zu Krafttat und reicher Spendung.« (Hauer, a. a. O., S. 181). In weiteren Liedern weitet der Vrátya sich zum Ozean (Lied 7), er wird Sonne, Mond, Feuer, Wind, Tag und Nacht, Endlichkeit und Unendlichkeit, und er fliegt mit dem Tag nach Westen, mit der Nacht nach Osten, er ist über Raum und Zeit erhoben, hat Samadhi erlangt (Lied 15—18) (Hauer, a. a. O., S. 183).

Derartige kosmisch-ekstatische Erlebnisse sind es, die den merkwürdigen Parallelisierungen des Irdischen und Himmlischen, des Menschlichen und Göttlichen in antiken Kulturreligionen zugrunde liegen: Wie wurde im vedischen Indien der Begriff des Tapas — der Erhitzung am Opferfeuer — zu einer weltschöpferischen Macht? »Dem Ekstatiker wurde Tapas — Hitze — die Macht, welche die Fesseln des Leibes lockert und den Weg zu überirdischen Kräften und Welten bahnt. Nur wenn die innere Hitze dem Asketen ein kosmisches Kraftgefühl gab, konnte er auf den Gedanken kommen, Tapas zu einem weltschöpferischen Prinzip zu machen« (Hauer, Anfänge der Yogapraxis, S. 113; vgl. auch Oldenberg, Religion des Veda, S. 401 ff.). Wenn eine unserer Kranken in leicht ekstatischer Gehobenheit meinte, die Wärme in uns und die Sonnenwärme sei das gleiche, ebenso wie zwischen Licht und Gedanken kein Unterschied sei, so liegen derartigen Identifizierungen vermutlich ähnliche Erlebnisse eines kosmisch gesteigerten Lebensgefühls zugrunde. In ähnlicher Weise wurde für den Inder Brahman, »ursprünglich dasjenige, was der Mensch in heiligen Gefühlen mystischer Andacht den Göttern entgegenbringt, . . . später zur göttlichen Wesenheit im Weltall und im Menschen« (Beck, Buddhismus, 2. Bd., S. 13). »Die geheimnisvolle Zaubersubstanz«, die im heiligen Wort, im Gebet und Andacht wirkt, wurde »zum Urgrund alles Seins« (Hauer, a. a. O., S. 127).

Wie kosmisches Erleben in schizophrenen Handlungen zum Ausdruck gelangt, wurde bereits zu Beginn der Arbeit an einem Beispiel gezeigt. Wir schilderten einen Kranken, der sich aus dem Bett wälzte und damit, wie er meinte, »das Rad der Welt« in Umwälzung versetzte. Bei einem anderen Kranken ergab sich, daß ihm bei seinen eigentümlichen Winkelstellungen, die er im Bett einnahm und mit rollenden Kopf- und Augenbewegungen begleitete, die Vorstellung vorschwebte, er müsse die Weltachse, die in eine Schräglage geraten sei, wieder gerade richten und so den Weltuntergang verhindern. Ein leicht dämmeriger katatoner Kranker kroch unter die Bettladen und suchte sie mit Aufbietung aller Kraft emporzuheben. Er wollte damit, wie er nachher auf Fragen äußerte, »den Erdball näher zu Gott hinführen«. Trotz eindringlichen Fragens vermochte er über seine inneren Vorgänge sprachlich nur wenig Auskunft zu geben. Dagegen suchte er immer wieder dem inneren Erleben, statt es gedanklich zu formulieren, in der bereits besprochenen Weise der »dynamischen Begriffsbildung« einen motorischen Ausdruck zu verleihen. Durch Erhebung der Hände und nach oben gerichteten Blick, Gesten, die er mit unklaren Äußerungen von einer Himmelfahrt und seiner Aufgabe als Gottesretter begleitete, stellte er seine Erhebung von der Erde dar. Man ersah daraus, daß er von einem vagen Erhöhungs- und Erlösungsstreben erfüllt war, das begreiflicher wurde, als die weitere Exploration ergab, daß ihm sodomitische Jugendvergehen schwer auf der Seele lasteten.

Als Beispiel für ein ins Großartige gesteigertes kosmisch-ekstatisches Erleben bei einer Kranken bringe ich einige Schilderungen jener bereits einmal (S. 31f.) erwähnten intelligenten, gebildeten Schizophrenen, deren Krankengeschichte an anderer Stelle eine spezielle Behandlung erfahren soll. Die Kranke erlebt sich einerseits als Opfer zerstörender Einwirkungen auf ihr Ich, andererseits als Vollführerin magischer Schöpfungsakte. Mit der Sonne und den Gestirnen fühlt sie sich innerlich verbunden und vereint; sie scheint irgendwelche Naturkatastrophen zu schildern — und es ist doch immer nur wieder ihr eigenes, mannigfach umgeformtes und ausgeweitetes Ich, von dem sie spricht und dessen Zerstörung sie schildert: »Das große Sternbild, das sich bis zum Ende der Welt hinzieht, die Schlange hat sich geteilt, weil die anderen Stammbäume auch Leben brauchen, die Schlange ist nur noch hypothetisch, geistig da, sie ist Futter geworden für Schwächlinge. Aus der Schlange ist ein Fluß von Sternengold geworden, der ist auf mein Bett geflossen. Die Sterne sind in die Stadt Tübingen gefallen, dafür sind viele Raupen heraufgekommen, — ich arbeite jeden Tag und jede Nacht, um meinen Stammbaum aufrecht zu erhalten, meine göttliche Seele zu bewahren.« Die Beziehung auf sie selbst wird noch deutlicher in folgender Äußerung: »Die lange Schlange, dieser Lebenstrieb, das Sternenbild, aus dem ich gekommen bin, das hier angefangen hat auf dieser Weltkugel und bis in die Ewigkeit dauern sollte, bis zu Gott«. Ein andermal spricht sie von »Sternenraub« und nennt die Ärzte »Sternenräuber«. »Viele Sterne sind heruntergefallen. Ein Teil des Planetensystems ist aufgebraucht, — weil mein Leben so zerrissen ist.«

Man sieht, wie in diesen Schilderungen Bilder aus allen Gegenstandsbereichen durcheinander wogen, wie die Bereiche des Seelischen und Körperlichen, Belebten und Unbelebten, des Menschlichen und Außermenschlichen, des Irdischen und Himmlischen sich mischen. Wie etwa im Mythenmärchen primitiver Völker werden die verschiedenartigsten Motive, das Nächste und das Fernste miteinander verdichtet. Wie dort die Sterne als die Blumen des Himmels und der Sonnenuntergang als Verschlingung durch ein riesiges Ungeheuer dargestellt werden, so werden auch hier die heterogensten Bilder und Motive miteinander verschmolzen. Dabei fällt auf, daß alle diese Bilder einen gemeinsamen Zug haben, eine Richtung ins Weite, Große, Endlose, Unbegrenzte. Es ist der maßlos gewordene Selbstbehauptungsdrang der Kranken, der sie in schwindlige Dimensionen emporreißt. Über die Gleichsetzung mit Naturformen, mit Tieren und Pflanzen, mit Gestirnen geht der Weg bis zur Verschmelzung mit dem Weltall und mit Gott. Sie nennt sich selbst die »Göttin«, sie erzählt, sie sei in den Sonnenkreis eingeschaltet gewesen, das Weltende sei ihr vorgestellt worden, aber ihre Lebensfreude war nicht umzubringen, sie wollte »die Zeit nach dem Weltende auffressen«.

In solchen Äußerungen fassen wir die tiefsten Ursprünge des schizophrenen Größenwahns. In ihm spiegelt sich das primitiv-archaische Trieb-Ich wieder, das die Sonderung von Ich und Welt noch nicht vollzogen hat und das All als unmittelbar zu sich gehörig erlebt. Der Größenwahn des Schizophrenen ist die Wiederherstellung einer primitiv-archaischen Ich-Stufe[1]), wie wir sie etwa noch beim kleinen Kind finden können, das sich selbst noch nicht als besonderes Individuum, die Welt noch nicht als gesonderte Gegenständlichkeit erlebt. Den unmittelbaren Besitz der Welt, den das entwickelte Ich mit steigender Individualisierung verlor, gewinnt der Schizophrene im Größenwahn zurück. Die Welt wird für ihn aus einer gesonderten Gegenständlichkeit wieder unmittelbarer Inhalt seines Seins.

d) Wiedergeburt.

Das Aufsteigen zu kosmischer Einigung mit dem All, mit der Gottheit, vollzieht sich beim Schizophrenen nicht selten in der Gestalt des archaischen Wiedergeburtserlebnisses. Wiederum können uns die Erlebnisse altindischer Ekstatiker diesen Vorgang verdeutlichen:

Der Brahmacarin muß während seiner Einweihung (dem sogenannten »Upanayana«) einen dreitägigen hypnotischen Schlafzustand durchmachen. Es heißt von ihm, daß er drei Tage im Mutterleib des Lehrers ruht. Im oben genannten Brahmacarinlied, Atharvaveda XI, 5, heißt es: »Der Lehrer, der den Schüler einführt, macht ihn zum Embryo in seinem Innern. Drei Nächte trägt er ihn im Mutterleib. Dann gebiert er den, den zu schauen die Götter kommen« (Hauer, a. a. O., S. 86). Wahrscheinlich saß der Novize — wie dies für eine analoge Weihezeremonie, die sogenannte Diksa (Opferweihe), sichergestellt ist (Oldenberg, Religion des Veda, 2. Aufl., S. 405 ff.) — drei Tage lang mit geballten Fäusten und nach oben gebogenen Beinen in Embryostellung[2]), mit allerlei Hüllen (dem

---

[1]) Ähnliche Anschauungen finden sich bei den Psychoanalytikern: Ferenczi sieht in der Ersetzung des kindlichen Größenwahns durch die Anerkennung der Macht der Naturgewalten den wesentlichen Inhalt der Ich-Entwicklung (Entwicklungsstufen des Wirklichkeitssinns, Zeitschr. f. ärztliche Psychoanalyse I, 1913).

[2]) »Die Priester machen den wieder zum Embryo, an dem sie die Diksa vollziehen.... Die Diksitahütte ist für den Diksita der Mutterleib: so lassen sie ihn in seinen Mutterleib eingehen, ... sie umhüllen ihn mit dem Gewande. Das Gewand ist für den Diksita

Amnion) umgeben, in einer Hütte (Hauer, a. a. O., S. 98). Jedenfalls war der gesamte Weihevorgang von der Idee der Wiedergeburt beherrscht. »Der Schüler muß sein altes Leben verlieren, wiedergeboren werden, und der Lehrer trägt ihn zu diesem Zweck eine Zeitlang als Embryo in sich« (Hauer, a. a. O., S. 86).

Die Idee der Wiedergeburt ist nicht etwas spezifisch Indisches, sie ist vielmehr im primitiven Mysterienwesen außerordentlich weit verbreitet. Vielfach wird der Novize in einen tiefen hypnotischen Schlaf versenkt, der als Todesschlaf gilt, oder er wird in ein Grab gelegt, oder er wird, wie in Neu-Guinea, in eine lange Hütte geführt, die den Magen eines Ungeheuers darstellt, das ihn verschlingt und wieder gebiert (Schurtz, Altersklassen und Männerbünde, S. 102—103). In solchen Zeremonien der Verschlingung, der Bestattung, der Schwangerschaft kommt überall der uralte Gedanke der Wiedergeburt zum Ausdruck[1]). Dieselbe Idee herrscht in den Mysterien der antiken Kulturvölker: Die Isisweihe, die Apulejus beschreibt, war ein »freiwillig gewählter Tod und ein aus Gnade gewährtes neues Leben« (Reitzenstein, Hellenistische Mysterienkulte, 2. Aufl., 1920, S. 26): »Denn das alte Leben ist abgelaufen, die Göttin aber ruft von der Schwelle der Unterwelt den Würdigen, Verschwiegenen zurück und verpflanzt ihn in ein neues Leben . . . .« »So ist er gleichsam wiedergeboren« (Apulejus, zitiert bei Reitzenstein, a. a. O., S. 26). Das Wort $\pi\alpha\lambda\iota\gamma\gamma\varepsilon\nu\varepsilon\sigma\iota\alpha$ (Wiedergeburt) spielt in den hellenistischen Mysterienreligionen eine sehr bedeutungsvolle Rolle. In diesen Mysterienkulten, in denen die Vereinigung mit der Gottheit symbolisch dargestellt wurde, wurde auch die Wiedergeburt in plastischer Anschaulichkeit am Einzuweihenden versinnlicht: Was war das Geheimnis der eleusinischen Mysterien, von denen noch die christlichen Schriftsteller in dunkeln Andeutungen warnend sprechen? »Ist dort nicht der finstere Niedersteig und das feierliche Zusammensein des Hierophanten und der Priesterin, zwischen ihm und ihr allein, und hält nicht eine unzählbare Menge für ihr Heil, was in der Finsternis von den beiden vollzogen wird!« (De Jong, Das antike Mysterienwesen, 1909, S. 22). Ursprünglich wohl ein Fruchtbarkeitszauber — gleichwie auch die indische Einweihung, waren die eleusinischen Mysterien doch bald darüber hinausgewachsen. Die umstrittene Bekenntnisformel, die der Myste sprach: »Ich habe gefastet, ich habe den Kykeon (Mischtrank) getrunken, ich habe es aus der Kiste genommen, und nachdem ich gearbeitet hatte, habe ich es in den Korb gelegt und aus dem Korb in die Kiste«, bezieht sich wohl sicher auf eine bildliche Darstellung eines Sexualobjekts, mit dem der Myste eine rituelle Handlung vornahm. (Vgl. Dieterich, Eine Mithras-Liturgie, de Jong, a. a. O., S. 66, und Körte, Archiv für Religionswissenschaft XV.) Wahrscheinlich waren die

---

das Amnion; so umhüllen sie ihn mit dem Amnion. Man legt darüber ein schwarzes Antilopenfell, außerhalb vom Amnion ist das Chorion: so umhüllen sie ihn mit dem Chorion. Er ballt die Fäuste. Mit geballten Fäusten liegt der Embryo darinnen; mit geballten Fäusten wird der Knabe geboren . . ., das schwarze Antilopenfell ablegend, steigt er zum Avabhrthabad hinab: deshalb werden die Embryonen vom Chorion gelöst geboren. Mit seinem Gewand steigt er hinab, deshalb wird der Knabe mit dem Amnion geboren« (Oldenberg, Religion des Veda, 2. Aufl., S. 405).

[1]) Sowohl in Indien wie bei manchen primitiven Stämmen spricht der Geweihte nach der Zeremonie mit stammelnder Sprache wie ein kleines Kind (Oldenberg, a. a. O., S. 407).

ἱερά, die der Myste aus der »cista mystica« nahm und nach Vornahme einer zeremoniellen Handlung wieder hineinlegte, nicht, wie Dieterich gemeint hat, Abbilder eines Phallus, sondern, da es sich um die Vereinigung mit der Mutter-Gottheit handelte, eine Abbildung des Mutterschoßes. Indem der Myste aus der heiligen κίστη die Nachbildung eines Mutterschoßes nahm und über seinen Leib gleiten ließ, empfing er die Gewißheit, aus dem Schoß der Erdmutter wiedergeboren, ihr leibliches Kind geworden zu sein (vgl. Körte, Archiv für Religionswissenschaft XV, 1918). — In den phrygischen Mysterienkulten steigt der Myste in ein Grab hinab, wo ihn das Blut eines geschlachteten Stiers überrieselt. Nach der Wiedergeburt empfängt er Milchnahrung, da der Gott in ihm oder er in dem Gott noch ein Kind ist, dann steigt er empor und wird von der Gemeinde als Gott verehrt (Reitzenstein, a. a. O., S. 32 und 58).

So führt die Wiedergeburt schließlich zum Einswerden mit der Gottheit, zur mystischen Gottwerdung. Nachdem Apulejus in der Isisweihe, wie er selbst schildert, »bis über die Schwelle der Totenwelt gekommen« und dann zum Licht zurückgekehrt ist, wird er, als der Morgen erscheint, mit dem Himmelsgewand umkleidet und so, in der Rechten die brennende Fackel, auf dem Haupt den Kranz, aus dem strahlenartig Palmenzweige hervortreten, auf einem Postament vor der Göttin als Standbild des Sonnengottes aufgestellt und von der herbeigerufenen Gemeinde als Gott verehrt (Reitzenstein, a. a. O., S. 29).

Der ganze Reichtum an Erlebnisformen, die in primitiven und antiken Mysterien die Wiedergeburtsidee versinnlichen, ist auch der schizophrenen Gedankenwelt eigen. Wir treffen auf die Idee, gestorben und wiedererweckt zu sein, auf die Idee eines Hindurchgehens durch den Tod, des Neuwerdens und schließlich der Vergottung; wir finden auch die primitiv-sinnlichen Einkleidungen des Wiedergeburtsgedankens, die Vorstellung eines wirklichen Geborenwerdens u. dgl. wieder. Dabei läßt das komplexe Denken der Kranken in der Geburts- und Kindschaftsvorstellung das Gebären und Geborenwerden, das Mutter- und Kindsein, oft durcheinander fließen. Jene junge Schizophrene, die sich aus der Not ihres bedrückten Daseins und ihrer sexuellen Konflikte bis zur Identifizierung mit Christus erhob[1]), erlebte sich in einem katatonen Zustand zugleich als Gottesmutter und Christuskind, — gleichwie der Myste ebensowohl den Gott aus sich gebären, wie selbst vom Gott geboren werden kann. Der indische Brahmacarin wird ein Embryo im Mutterleib, und zugleich ist er es doch, der das All, das Brahman aus sich gebiert.

In welcher Weise die Kranken Erneuerung und Gottwerden erleben, möge an einem Beispiel gezeigt werden, das für viele ähnliche stehen möge: Der schon mehrfach erwähnte schizophrene Lehrer hatte einen stuporösen Zustand durchgemacht; in steifer Haltung, grimassierend, die Augen starr auf einen Punkt gerichtet, saß er tagelang da, auf Fragen gar nicht oder nur mit wenigen inhaltsleeren Redensarten antwortend. Als er zugänglicher wurde, antwortete er auf Befragung zunächst ausweichend, offenbar bewußt, denn er äußerte, er wäre dankbar, wenn er vergessen könnte, sonst komme er doch »wieder in die Dinge hinein«. Auch auf eindringliches Zureden gab er zunächst nur an, daß er eine innere Umwandlung erlebt habe und gereifter geworden sei, und meinte

---

[1]) Vgl. den S. 59—61 geschilderten Krankheitsfall.

im übrigen, daß man ihn doch nicht verstehen werde: »Sie leben in einer ganz anderen Gedankensphäre, Sie können das nicht mitfühlen«, in seinen Erlebnissen habe eben das »Gefühl mehr bedeutet als das Intellektuelle«. Schließlich nach Überwindung heftiger Sperrungen berichtete er: er habe erlebt, wie ein Mann ihm die Geschlechtsteile ausreißen wollte, — damit wären die Freudenhäuser vernichtet worden, in denen der Same entzogen wird, »die Lebenskraft, das Gold, das das Wertvollste ist«. — Er sei jedoch in jenem Kampf mit dem Mann der Stärkere gewesen, der Mann habe ihn versuchen wollen, ihn in ein Freudenhaus mitnehmen wollen, da habe er gerufen: Satan hebe dich weg. So sei er der Erlöser der Welt geworden. Er sei ein »Auserlesener«, der »Angelpunkt«. Nichts könne ihm geschehen, niemand könne ihm etwas tun, er sei unsterblich.

Bei diesem Kranken kommt es zur Vergöttlichung erst nach Kampf und Überwindung des Versuchers, der jedoch nicht nur sein Widersacher, sondern zugleich auch ein Wegführer zur Erlösung ist, die mit der Befreiung vom Geschlechtlichen gleichgesetzt wird. Dieses komplexe Denken, das sich ausschließende Gegensätze in einer Gestalt verdichtet, ist durchaus typisch, wie überhaupt der gesamte irrationale, nur gefühlsmäßig, nicht intellektuell faßbare und zerlegbare Erlebnischarakter dieser inneren Geschehnisse.

Die Vergöttlichung, die wohl im Augenblick des Erlebens immer als erhebend und beseligend empfunden wird, kann doch rückschauend vom Kranken als frevelhafte Auflehnung gegen die Gottheit gewertet werden. Ein Kranker erzählt, wie er sich selbst zu Gott gemacht habe. Er habe als Gott auftreten wollen, aber Gott sei stärker gewesen als er, da habe er sich gedacht: »wenn ich das göttliche Wesen im Munde hätte, den Namen, dann wäre ich Gott«, da sei er selbst zu Gott geworden, das müsse er jetzt in alle Ewigkeit büßen.

Daß hier das Aussprechen des göttlichen Namens das Gottwerden bewirkt, entspricht der uralten Anschauung von der Identität von Namen und Wesen. Wer den Namen Gottes kennt und ausspricht, zieht göttliche Kräfte auf sich herab. In der jüdischen Mystik, der Kabbala, heißt »baal schem«, »Herr des Namens« derjenige, der mit Hilfe göttlicher Namen Wunder zu wirken vermag (Bischof, Elemente der Kabbala, 1914, 2. Teil, S. 36).

Die letzte Stufe der mystischen Ekstase, das völlige Einswerden mit dem Göttlichen, die Einheit, in der sich alle Widersprüche lösen, die ἅπλωσις (Vereinfachung), wie Plotin sagt (Enneaden VI, 9, vgl. Heiler, Das Gebet, S. 253), wird wohl von den Kranken selten erreicht. Auch der antike Myste fühlt sich, wenn er sich zu Gott erhoben hat, doch dem irdischen Schicksalszwang, der εἱμαρμένη nicht völlig entrückt. Mit seinem irdischen Leib bleibt er dem kausalen Geschehen verhaftet, wenn auch sein eigentliches Ich über der εἱμαρμένη steht. Ein gewisses Doppelleben bleibt häufig bestehen. (Vgl. Reitzenstein, Hellenistische Mysterienreligionen, 2. Aufl., S. 44, 60.)

Sehr schön kam dieses Gefühl, daß trotz der erreichten Erhöhung und Vergöttlichung ein letzter Zwiespalt noch nicht überwunden sei, bei jener jungen Schizophrenen zum Ausdruck, die sich in der erwähnten katatonen Geburtsphantasie als Mutter und Kind Gottes zugleich erlebte (vgl. S. 76). Sie sprach von einem »Auseinanderfallen ihrer eigenen Jugend mit ihrer jetzigen Person«. Sie habe das Gefühl, daß sich in ihrem Körper zwei Personen befänden, eine mit der häßlichen Vergangenheit, und eine andere, die etwas »ganz Hochgestelltes, Übergeschlechtliches« sei.

Die ἅπλωσις ist hier noch nicht erreicht, im Hintergrund des geläuterten Ich lebt noch ein ungeläuterter und unerlöster Persönlichkeitsrest. Und nun sehen wir auch, welche seelische Kraft es ist, die bei den Kranken so oft das Lebensgefühl anfacht und in die mystische Ekstase emportreibt. Es ist die Sehnsucht, sich von den Konflikten, die sich aus unvereinbaren Wesensgegensätzen ergeben, zu befreien, den Widerspruch zu überwinden und zur inneren Einheit des Seins zu gelangen.

e) Katatone Versunkenheit und mystisch-ekstatische Versenkung.

Schließlich ist in diesem Zusammenhang auf die von uns oft beobachtete Tatsache hinzuweisen, daß die Geburtsstätte des mystisch-religiösen Erlebens unserer Kranken vielfach in katatonen Versunkenheitszuständen gelegen ist. Die auffallenden Beziehungen zwischen ekstatischen Versenkungszuständen archaisch-primitiver Art und katatoner Versunkenheit sind bisher viel zu wenig beachtet[1]). Und doch finden sich eine große Reihe von Merkmalen der körperlichen Erscheinungsformen wie der seelischen Zustandsbilder des katatonen Stupors in gleicher Weise in den mystischen Versenkungen einer archaischen Vorzeit wieder. Ekstatische Übungen und Erlebnisse finden wir ja bei allen Rassen und Völkern, in schönster Ausprägung wohl im alten Indien. In altindischen ekstatischen Übungen kommen bereits eigenartige Sitz- und Krampfstellungen vor, die ganz den gezwungenen Stellungen katatoner Kranker entsprechen. So wird im Rigveda eine Stellung beschrieben, »uttana«, die sich bis auf die heutige Yogapraxis erhalten hat und die ganz gewissen Embryostellungen gleicht, wie wir sie als Haltungsstereotypie katatoner Kranker nicht selten sehen[2]) (Hauer, Anfänge der Yogapraxis, S. 29; vgl. auch das oben, S. 74, über die Wiedergeburtsbedeutung der Embryohaltung Gesagte).

An anderen Stellen des Rigveda ist von rollenden Kopf- und Augenbewegungen, von Schaukelbewegungen, Zittern und Schwanken die Rede (Hauer, a. a. O., S. 46 ff.). Der Sinn aller dieser gezwungenen Haltungen und Bewegungen der frühindischen ekstatischen Praxis[3]) war die Erzeugung eines für die Aufnahme ekstatischer Erlebnisse bereiten, vertieften Bewußtseins-

---

[1]) Neuerdings hat Lurje interessante Parallelen zwischen der Weltabgewandtheit indischer Mönche und der autistischen Wirklichkeitsabsperrung der Schizophrenen gezogen (Autismus und Buddhismus: Zeitschrift für die gesamte Neurologie und Psychiatrie, Bd. 70, 1921).

[2]) Die Psychoanalytiker sehen in der katatonen Embryohaltung den Ausdruck der Rückkehr in das autoerotische Stadium (Abraham), in die schützende Mutterleibssituation (Ferenczi).

[3]) Gezwungene Haltungen sind auch außerhalb Indiens zur Erhaltung der Harmonie in der Natur vielfach Häuptlingen und Herrschern vorgeschrieben. So mußte der Mikado in Japan in früheren Zeiten jeden Vormittag einige Stunden lang mit der Kaiserkrone auf dem Haupt auf dem Thron sitzen, aber er mußte sitzen wie eine Statue, ohne Hände, Füße, Kopf oder Augen zu bewegen; nur so, meinte man, könne er Ruhe und Frieden im Reiche erhalten; wenn er unseligerweise sich nach der einen oder anderen Seite wenden sollte, oder eine Zeitlang den Blick bloß auf einen Teil seines Reiches richtete, so würde der Krieg, Hungersnot, Feuer, Pest oder sonst ein großes Unheil hereinbrechen, um das Land zu verheeren (Frazer, zitiert bei Freud, Totem und Tabu, S. 60).

zustandes. Im Yoga und in der späteren, in vieler Hinsicht ähnlichen ekstatischen Versenkungsmethodik des Buddhismus entstand eine »mystische Psychotechnik« (Heiler) zur künstlichen Erlangung derartiger Bewußtseinszustände. Yoga ist, wie die Definitionen lauten, ursprünglich magische »Anschirrung« übersinnlicher Kräfte (Hauer, a. a. O., S. 189f., Garbe: Samkhya u. Yoga 1896, S. 35.), dann Anspannung, Konzentration, es ist auch »alles Seins Abstreifung«, »die Vernichtung der Funktionen des Denkorgans« (Heiler, Die buddhistische Versenkung, 1922, S. 86). Die Versenkungsleiter führt zur »vollkommenen Leerheit und Apathie, zum Nichtwollen, Nichtempfinden, Nichtdenken« (Köppen, bei Heiler, a. a. O., S. 11), zur »Vereinfachung und Entleerung« des Seelenlebens (Heiler, a. a. O., S. 11). Die Affektivität erlischt, alle Aktivität ist ganz wie bei akinetischen Kranken auf ein Minimum reduziert; der in sich gekehrte Mönch gleicht wie der wirklichkeitsabgesperrte autistische Schizophrene einem »Teiche, der von einer Quelle in ihm selbst gespeist wird, von außen aber keinen Zufluß hat« (Gleichnis des Samanna-phala-sutta, zitiert bei Heiler, a. a. O., S. 22).

Auf der vierten Stufe des Jhâna (Versenkung), an der Schwelle des Nirvana, ist nach der physischen Seite völlige Bewegungslosigkeit eingetreten, nach der psychischen Seite »Erstorbenheit aller Empfindungen und Gefühle, völlige Apathie; der Betrachtende ist beim Zustand der gänzlichen geistigen Leere und Einförmigkeit angelangt«. Er befindet sich im Zustand der sogenannten »upekkha« (Gleichgültigkeit, Indifferenzstimmung; Heiler, a. a. O., S. 24, 25).

Parallel dieser »emotionalen« Versenkungsskala, die auf verschiedenen Wegen zu immer weitergehender Reduktion der Gefühlserlebnisse bis zur upekkha führt, geht eine andersartige »intellektuelle« Versenkungsleiter, die in einer fortschreitenden Abstraktion des Vorstellens besteht und als arupa-jjhana bezeichnet wird, weil der Meditierende darin »über das Bewußtsein von Formen (rupa) hinausschreitet« (Heiler, a. a. O., S. 27). Das arupa-jjhana führt zu einem traumhaften Tiefschlaf, der Stunden, ja Tage lang anhalten kann, in dem der Körper in kataleptischer Starre gebunden ist (ein vom Yogasystem ausdrücklich erstrebter, vom Buddhismus dagegen höchstens als Übergangsstufe gewerteter Zustand) (Heiler, a. a. O., S. 28ff., 44ff.).

Wenn der Meditierende zur Indifferenzstimmung der upekkha gelangt ist, schaut er die großen Weltzusammenhänge, erfaßt er das »anattâ«, den Gedanken von der Wesenlosigkeit des Ich, »er wird inne, daß in Wirklichkeit kein Ichwesen vorhanden ist, welches denkt und empfindet, fühlt usw., sondern nur ein Strom beständig wechselnder, entstehender und vergehender Empfindungen, Gefühle und Gedanken« (Seidenstücker, zitiert bei Heiler, a. a. O., S. 72).

Vielleicht dürfen wir die Begriffe a-rupa (formlos) und an-atta (nicht selbst) als Ausdruck der mit Tieferwerden der Versenkung zunehmenden Undifferenziertheit einerseits der Dingstrukturen, andererseits der Ichstruktur betrachten. Vielleicht ist es in diesem Sinne auch zu verstehen, wenn es heißt, daß in dem Bewußtsein des Wissenden alle Unterschiedenheit der Objekte (Dhamma) aufgehoben ist (Bohn, Psychologie und Ethik des Buddhismus, 1921, S. 15). Eckhart sagt einmal ganz ähnlich: der Geist muß übertreten Dinge und Dinglichkeit, Form und Förmlichkeit (zitiert bei Heiler, a. a. O.,

S. 80). Möglicherweise ist damit ein ähnlicher Verlust der Formung und Konstanz des Gegenstands- und Ichbewußtseins bezeichnet, wie wir ihn im Erleben schizophrener Kranker immer wieder fanden.

Auf der Upekkhastufe werden dem Meditierenden **Erkenntnisse und Erleuchtungen** zuteil, er erinnert sich seiner früheren Geburten, er erfaßt das **Gesetz des Karman** — wir wissen bereits, daß ähnliche **Reinkarnationsgedanken** auch von Schizophrenen nicht selten gebildet werden —, **pseudohalluzinatorische Visionen und Auditionen** (Heiler, S. 34) treten auf, »**übernatürliche Geisteskräfte**« (die sogenannten **iddhi**) werden wach. »Er übt bald die eine von ihnen, bald die andere aus. Aus einer Person, die er ist, wird er zur Vielheit, aus der Vielheit wird er wieder zu einer Person; bald läßt er sich sehen, bald verschwindet er, ungehemmt geht er durch Wände, Wälle, Berge, als wären sie Luft, er taucht in die Erde ein und wieder empor aus ihr, gleich als wäre sie Wasser, und auf dem Wasser wandelt er, ohne einzusinken, wie auf festem Boden; auf gekreuzten Beinen sitzend, schwebt er durch die Luft, wie der beschwingte Vogel, jene beiden zaubermächtigen (Himmelskörper) Mond und Sonne faßt er mit der Hand an und streichelt sie, ja bis in Brahmas Welt vermag er in leiblicher Gestalt zu gelangen« (Heiler, a. a. O., S. 35).

Eine junge katatone Kranke[1]), die mehrfach akinetische Zustände leichter Art durchgemacht hatte, berichtet mit ekstatisch verklärtem Gesichtsausdruck über ihr verändertes Welt- und Icherleben:

Sie habe die ganze Welt in sich. (Auch die Stube hier oder den Tisch?) »Ja. (Aber der ist doch außer Ihnen?) Das auch. Ich spüre auch, daß ich hinaus kann in die Wände. (Gehen Sie mal durch die Wände!) (Lächelt.) Ja ich bleib alleweil sitzen, trotzdem ich da durch kann. (Wohl nur Phantasie, daß Sie durch die Wand können?) Nein, Wirklichkeit. (Und daß Sie hier sitzen?) Auch Wirklichkeit. (Wenn ich hier sitze, kann ich doch nicht zugleich durch die Wand gehen). Sie nicht, aber ich kann es. — Vom Größten bis zum Kleinsten ist in mir alles enthalten. (Wieviel Personen sind Sie denn?) O viele tausend. (Können Sie denn so viele Personen sein?) Deswegen bleibe ich schon in der Person, wenn ich das auch alles enthalten kann. (Das ist doch nicht zu begreifen!) Das weiß ich wohl, aber das ist so, das hätte ich selbst nicht geglaubt, das können Sie nicht begreifen, weil ich eine ganz andere Lebensstimmung in mir habe, Sie haben eine ganz andere Weltanschauung, da ist immer was dazwischen, zwischen uns und Ihnen, daß man gar nicht zueinander kommen kann.«

In dieser Beschreibung finden wir eine Anzahl der wunderbaren **Iddhi-Phänomene** (Vervielfachung des Ich, Durchdringung fester Gegenstände, Aufhebung der Raum- und Zeitschranken) als Erlebnisformen eines ekstatischen Zustandes bei einer katatonen Kranken wieder.

Ein ähnliches Erleben des **Überallseins, des Allgegenwärtigseins,** finden wir auch in den antiken Mysterien; Apulejus wandert in der Isisweihe »durch alle Elemente«, und in einem hermetischen Wiedergeburtsmysterium ruft der Myste aus: »ich bin im Himmel, ich bin in der Erde, im Wasser bin ich,

---

[1]) Es handelt sich um die S. 63f. geschilderte Kranke, deren erotisch-mystische Phantasievereinigung mit der Krankenschwester wir oben besprachen.

bin in der Luft, ich bin in den Tieren, in den Pflanzen, im Mutterleib, vor Mutterleib, nach Mutterleib, bin überall« (Reitzenstein, Hellenistische Mysterienreligionen, 1920, S. 29, 35).

Dritter Abschnitt.
Grenzen der entwicklungspsychologischen Betrachtungsweise.

Unsere bisherigen Ausführungen könnten den Anschein erwecken, als meinten wir, daß der Schizophrene völlig in eine primitive Gefühls- und Gedankenwelt, in die Welt der anschaulichen Bilder, der magischen Wunschverwirklichungen und Metamorphosen und der mystischen Partizipationen zurücksinke. Daß eine derartige Auffassung nur mit erheblichen Einschränkungen richtig ist, haben wir bereits am Schluß des 1. Abschnitts (S. 33f.) erörtert.

Im akuten Erleben zwar vermögen auch die unglaubhaftesten Erlebnisse für den Kranken unmittelbare Wirklichkeit zu werden, ja der gewaltige Eindruck des neuen Erlebens läßt die Frage: wirklich oder unwirklich meist überhaupt nicht aufkommen. Aber wenn das große akute Erleben abgeklungen ist, und der Alltag sich wieder bemerkbar macht, so wird der Schizophrene das neu Erlebte, so sehr es auch der Einordnung in den bisherigen Erfahrungszusammenhang widerstreben mag, doch vielfach mit seinen früheren Erfahrungen vergleichen und messen und mit den Mitteln seines bisherigen rationalen Denkens zu bewältigen und aufzulösen suchen. Geht dann die Krankheit wie häufig in ein chronisches Prozeßgeschehen über, so wird, vorausgesetzt, daß ein gewisses Maß von Besonnenheit und Realitätsanpassung ihm erhalten bleibt, das wiedererwachte Erfahrungsdenken dem primitivarchaischen Krankheitserleben die alleinige Vorherrschaft streitig machen, so daß sich letzteres häufig nur in einer begrenzten Sphäre zu behaupten vermag. So sahen wir chronische Schizophrene, die sich im übrigen noch ganz geordnet im Alltagsleben bewegten und nur etwa in nächtlichen Träumen an erotischen Beeinflussungen litten; obwohl im übrigen nicht diskussionsunfähig, hielten sie im allgemeinen an der Überzeugung von der Realität dieser Beeinflussungen fest. Ein derartiger schizophrener Kranker sagt nicht etwa: Ich habe im Traum das Bild der betreffenden Person gesehen, zu der ich eine Zuneigung verspüre, und dann geschlechtliche Sensationen bekommen, sondern: Jene Person hat mich im Traum sexuell beeinflußt, oder gar, ganz wie der Primitive zu sagen pflegt: Jener Mensch hat mir den Traum geschickt. Auf eindringlichen Vorhalt erhielt man jedoch nicht selten das Zugeständnis, daß es sich »eigentlich« nur um ein Phantasieerleben handle. Derartige Kranke leben in einer zwiefachen Welt, in der primitiven Welt der anschaulichen Bilder, der magischen Beziehungen und Partizipationen und andererseits in der Welt ihres früheren, zum Teil noch erhaltenen Erfahrungsdenkens. Je nach der gerade vorherrschenden Einstellung wird die primitive Erlebniswirklichkeit bald als unmittelbare Realität erlebt, bald als bloße »Phantasiewirklichkeit« erkannt und durchschaut. Die Kranken sprechen nicht selten ganz spontan von einer »Phantasiewirklichkeit« oder »Scheinwirklichkeit«, die sie von der »äußeren Wirklichkeit« als eine irreale Sphäre abgrenzen.

Meist allerdings kommt die Erkenntnis von der Irrealität des Erlebten erst rückschauend, wenn der erste Sturm des akuten Erlebens verrauscht ist. Nun braucht die Phantasiewelt, mag sie auch vom Verstand als unwirklich erkannt werden, für das Gefühlsleben der Kranken deshalb nichts an Bedeutung einzubüßen. Das Phantasieerleben kann eine Umstellung des gesamten Seins bewirkt haben, die der Kranke weder rückgängig machen kann noch will. Daher wird es vom »Gefühl« bejaht, wenn es auch der »Verstand« verneinen mag. Das Gefühl bäumt sich auf und verweigert dem Verstand das Recht, das Heiligste, was es vielleicht besaß, für nichtig zu erklären oder zu zerstören. Eine Kranke, die rückschauend ihr ekstatisches Erleben, in dem sie sich mitsamt ihrem Geliebten ins Göttliche erhöht hatte, als Wahn erkannte, rief schluchzend: »Was soll ich glauben und nicht glauben, was soll ich rückgängig machen von dem, was ich erlebt habe, nichts mach ich da rückgängig, gar nichts.«

Allerdings ist die Nachwirkung des Erlebten nicht immer eine so starke. Die Phänomenologie des Phantasieerlebens der Kranken zeigt eben sehr variable Formen. Die Erlebnisse haben eine ganz verschiedene Ich-Bedeutung, ein ganz verschiedenes Gewicht, sie können mit tiefster Anteilnahme durchlebt, aber auch mehr oder weniger bloß gespielt sein[1]). Wir finden unter Umständen, daß der Kranke etwa mit primitiven Erhöhungsphantasien[2]), mit Ideen einer magischen Wirkungsfähigkeit auf den Kosmos nur spielt und diese Vorstellungen fallen lassen kann, wenn er sich auf die Wirklichkeit umstellt. Mayer-Groß weist in seiner Arbeit »Über Spiel, Scherz, Ironie und Humor in der Schizophrenie« (Zeitschrift für die gesamte Neurologie und Psychiatrie, Bd. 69) auf die **Bedeutung der spielenden Einstellung** in schizophrenen Zuständen hin. In der spielenden Einstellung steht der Kranke noch nicht in der Phase des Glaubens an die Realität des Erlebten, er befindet sich noch »diesseits des Wahns, weil sich noch alles zunächst gleichsam in einer anderen realitätsfremden Ebene vollzieht und rückgängig gemacht werden kann«. Mayer-Groß macht auch darauf aufmerksam, wie sich spielerische Einschläge sogar in weltumspannende Wahnsysteme eingliedern können. Insbesondere zeigt die **katatonische Sprachverwirrtheit** vielfach spielerische Züge. Wir können ein Verständnis für den spielerischen Charakter derartiger sprachlicher Gebilde, wie mir scheint, wiederum durch den **psychogenetischen Vergleich** gewinnen. Die auffallenden Worte sind, wie Bleuler sagt, »nicht leere Hülsen, sondern Hülsen, die einen anderen Inhalt bergen als sonst« (Bleuler, Schizophrenien, S. 123 ff.). Es handelt sich vielfach um »uneigentliche Redefiguren« (Bleuler), um eine Art von Metaphern. Der Ausdruck »morden« wird von allen möglichen Quälereien gebraucht, der geschlechtliche Verkehr als »impfen« bezeichnet; eine Kranke beklagt sich, keinen »Absatz« zu haben, indem sie die Betätigung in der Liebe mit der in einem Verkaufsgeschäft identifiziert (Bleuler, a. a. O., S. 124).

---

[1]) Nicht selten sahen wir eine Art von spielerischer Selbstabsperrung von der Wirklichkeit, wobei die letztere als Hintergrundserlebnis für die Kranken doch irgendwie wirksam blieb.

[2]) Die Erhöhungsphantasien bereiten unter Umständen eine ähnliche Spielfreude, wie sie etwa in den Größenverschiebungen und Steigerungen der kindlichen Märchenphantasie zum Ausdruck kommt. (Über die kindliche Märchenphantasie vgl. Bühler, Die geistige Entwicklung des Kindes, 2. Aufl., S. 326).

Es ist nun für die Analyse der katatonen Sprachverwirrtheit wichtig, die Mehrdeutigkeit der von den Kranken verwendeten metaphorischen oder genauer metapherartigen Wortbildungen zu beachten. Metapherartige Bildungen können einmal in einer ganz ursprünglichen Weise des komplexen Denkens, also noch nicht eigentlich metaphorisch, sondern ohne jedes Gleichnisbewußtsein vorkommen, so wie der Primitive noch ohne Symbolbewußtsein das Schamgefühl als Beißen in der Stirn bezeichnet, indem er Körperempfindung und Gefühl zu einer komplexen Einheit zusammenfaßt. Metaphern können ferner mit einem gewissen Bewußtsein des gleichnismäßig Umschreibenden, des bloß Fiktiven, insbesondere zur Vermeidung der direkten Benennung der Dinge aus magisch-tabuistischen Verhüllungstendenzen und schließlich in einer bloß spielerischen oder geradezu scherzhaft-witzigen Verwendungsform auftreten. Im letzteren Fall genießt der Kranke in dem Spiel mit metaphorischen Wendungen, hinter denen er sich und seine Gefühle versteckt, ein Überlegenheitsgefühl. Die Metapher ist nun eine bloße Hülle für verborgene Gedanken und Erlebnisse, sie verrät nichts von den Geheimnissen, die sie verbirgt.

Diese verschiedenartigen Verwendungsarten repräsentieren ebenso viele entwicklungspsychologische Stufen der Metapher. Es ist das Verdienst Werners, diesen Motivwandel der Metapher herausgearbeitet zu haben (Werner, Die Ursprünge der Metapher, 1919).

Wie wir im Anschluß an Werner oft hervorhoben, sind viele Äußerungen auf primitiver Stufe, die metaphorisch klingen, nur Vorstufen der Metapher auf der Stufe der komplexen Denktätigkeit, auf der noch jedes Gleichnisbewußtsein fehlt. Die echte Metapher entsteht, wie Werner zu zeigen sucht, vornehmlich aus der magisch-tabuistischen Einstellung. Sie ist ein »intellektueller Selbstschutz« des Individuums, sie unterdrückt den Gedanken, dessen Ausdruck im Sinne der Gefahr oder Sünde tabu ist, und ermöglicht doch die Mitteilung in verhüllter Form. Ursprünglich ein Erzeugnis der Lebensnot, kann jedoch die Metapher in weiterer Entwicklung mit dem Verfall der magisch-tabuistischen Einstellung und der Degeneration der Gläubigkeit zu einem bloß ästhetischen Spiel, zu einem poetischen Gleichnis werden.

Diese Gesichtspunkte sind auch für die Analyse schizophrener Sprachmanieren und Neologismen von Bedeutung. Sofern es sich dabei um Einsetzen von Ersatzworten (— Silben oder Buchstaben —) an Stelle der eigentlich gemeinten handelt, kann dieser Ersatz auf der Grundlage der komplexen Denktätigkeit vor sich gehen, die es dem Kranken ermöglicht, die verschiedensten Wortbestandteile, wenn sie nur einem Gesamtkomplex angehören, füreinander eintreten zu lassen. Magisch-tabuistische Vermeidungstendenzen können diesen Ersetzungsprozeß verstärken: Der Kranke schafft sich eine Geheimsprache aus Furcht, das Mana, das gewisse Worte und die damit bezeichneten Dinge in sich tragen, zu verletzen. Schließlich kann dies ganze Verhalten zu einer spielerischen Marotte entarten.

Als Beispiel möge uns die jüngst von Tuczek veröffentlichte »Analyse einer Katatonikersprache« dienen (Zeitschrift für die gesamte Neurologie und Psychiatrie, Bd. 72). Der Fall ist dadurch bemerkenswert, daß die Kranke Erklärungen und Ableitungen ihrer fremdartigen Ausdrücke geben konnte, da sie sich außer ihrer Sprache noch der deutschen Umgangssprache bediente[1]).

Wenn die Kranke den Vogel als le lied, den Sommer als le heiß, den Keller als le spinne oder als le zierris (zerreißliches Spinnennetz) bezeichnet, so sind derartige Ersatzworte, die einen Teil für das Ganze einsetzen, aus dem komplexen Denken begreiflich, für das Teil und Ganzes noch nicht differenzierte Merkmale sind. Diese Art des Wortersatzes finden wir sowohl im kindlichen Denken (die Sonne wird etwa als »ça brule« bezeichnet) wie auch in den sogenannten »Symptommetaphern« (Werner) primitiver Stämme. Da wird etwa das Krokodil als »getrennte Zähne« bezeichnet, oder es wird — analog dem Wortersatz Keller — zierris bei der Kranken — das Wort Schulden durch das Wort gelb ersetzt, mit dem es durch den Mittelbegriff Gold verbunden ist[2]) (Werner, a. a. O., S. 83). Andere Bezeichnungen der Kranken, wie die Bezeichnung des Abends als le vergangen (= vergangener Tag), zeigen überdies den anschaulichen Charakter des komplexen Denkens, das den Tageslauf nicht in seine Bestandteile zerlegt, sondern zu einem Gesamtbild zusammenschließt. Eine besonders groteske Anschaulichkeit zeigt das Wort für Ärzte le dänz (weil während der Visite die Ärzte um den Professor herumtänzeln).

Wenn nun in dem Wort Scheitel die Silbe schei, offenbar weil sie einen Bestandteil mit ausscheiden gemeinsam hat, durch das »aus« von letzterem Wort ersetzt wird, so sind dabei wahrscheinlich auch tabuistische Verhüllungstendenzen im Spiel. Ähnlich dürfte die Ersetzung des Wortes Kleid durch Ka-trauer zu erklären sein. Zwar sind das schei in Scheitel und ausscheiden, das leid in Leid und Kleid für unser Empfinden ohne eine Sinnbeziehung zueinander, sind sie jedoch, wie wir vermuten, Tabuworte oder Bestandteile von solchen, so wird die Ausmerzung dieser Silben auch in Worten von völlig anderer Sinnbedeutung verständlich. Ähnlich berichtet Codrington von einem Melanesier, der an Stelle des Wortes ima (Haus) von einem Schuppen sprechen mußte, da ima im Namen seiner Schwiegertochter Tavar-ima enthalten war. Dieser Vorgang der Tabuirradiation erklärt, warum die Geheimworte primitiver Stämme nicht auf bestimmt begrenzte Sphären von Objekten beschränkt bleiben, sondern die gesamte Sprache beeinflussen und umgestalten. In entsprechender Weise können sich die weitgehenden Wortzerlegungen, die Ersetzungen von Silben und sogar Buchstaben bei der Kranken erklären. Von den Zulus wird berichtet: In des Königs Familie wird es dadurch schwierig, die Sprache der Frauen zu verstehen, daß dieselben nicht nur den Namen des Gemahls, sondern auch den seines Vaters und Großvaters sowie den seiner Brüder vermeiden müssen. Sie haben immer nur Worte und Silben zu erfinden und eben nach eintretenden Umständen zu verändern. Würde also der gemiedene Name ein z enthalten, so würde das Wasser = amanzi umgeformt in amandabi (Werner, a. a. O., S. 88).

---

[1]) Natürlich können wir ohne persönliche Kenntnis des Falls nur gewisse Vermutungen über den Mechanismus der Sprachbildung bei der Kranken äußern. Die Einzelbeispiele erheben nicht den Anspruch absoluter Richtigkeit, es genügt, wenn sie unsere psychogenetische Erklärungsweise zu veranschaulichen helfen. Tuczek selbst hat auf Analogien in der Sprache der Kinderstube, des Traumes und der Geheimsprachen aufmerksam gemacht.

[2]) Dabei wirkt schon eine tabuistische Tendenz mit, die auch in den genannten Wortersetzungen der Kranken möglicherweise schon eine Rolle spielt.

Wenn aber weiterhin die Kranke das Meer als die See übersetzt und das bloß gleichklingende »mehr« gleichfalls als die See, und schließlich sogar das Wort »diese« umgekehrt als le mer bezeichnet, so hat man entschieden den Eindruck, daß ein ursprünglich vielleicht tabuistisches Verhalten zu einer spielerischen Marotte entartet ist[1]). —

Wir haben in allen unseren Darlegungen die schizophrenen Störungen vorwiegend phänomenologisch unter dem Gesichtspunkt des veränderten Erlebens betrachtet und die biologischen Vorgänge, die das Hervorbrechen der archaisch-primitiven Gefühls- und Gedankenwelt bedingen, nur angedeutet. Wir müssen zum Schluß noch kurz auf die Frage nach den dynamischen Veränderungen eingehen, die den geschilderten krankhaften Erlebnissen zugrunde liegen. Wir begnügen uns mit einigen Andeutungen, die gewiß nicht den Anspruch erheben, eine abgeschlossene Schizophrenietheorie darzustellen, sondern nur die Einordnung der beigebrachten psychogenetischen Gesichtspunkte in einen klinisch-biologischen Gesamtrahmen ermöglichen wollen. Wir nehmen an, daß durch den schizophrenen Krankheitsprozeß eine **Schwächung des rationalen Oberbaues**, der »zerebralen Höchstfunktion« (Groß), der oberen intentionalen Sphäre (Berze, Kronfeld) eintritt, durch die die **Synthese der seelischen Funktionen zur einheitlich geschlossenen Persönlichkeit gestört wird**[2]). Schon Wernicke spricht vom Aufhören der »Zusammenfassung aller höheren Verbände zu einer Einheit, dem Ich«, vom »Zerfall der Individualität« (Wernicke, Grundriß der Psychiatrie, 2. Aufl., 1906, S. 109).

Der **Verlust der Konstanz und Bestimmtheit der Dingstrukturen, der Zerfall des Ichbewußtseins und das Verschwinden der Ichgrenze** ist der phänomenologische Ausdruck dieser dynamischen Grundstörung. Das Hervorbrechen magisch-primitiver Gefühlsströmungen und Erlebnistendenzen hat gleichfalls die Lockerung des rationalen Oberbaus zur Voraussetzung. Alle die von uns geschilderten Übereinstimmungen zwischen schizophrenen und primitiven Seelentatsachen finden unter diesem Gesichtspunkt ihre dynamische Erklärung. Für die zentralen phänomenologischen Störungen des »Ichverlustes«, der Kraftentziehung, der Persönlichkeitsberaubung bringt als Vertreter der dynamischen Theorie z. B. auch Berze reiches Material. Seine Kranken äußern, daß sie keine eigene Kraft haben, nur von anderen leben, daß sie einen Mangel an Selbständigkeit verspüren, daß sie allen Eindrücken nachgeben müssen und sich der Welt und den Menschen ganz ausgeliefert fühlen. Sie sprechen von »Untergedanken« oder von fremden Gedanken, gegen die sie mit ihren eigenen Gedanken oder »Obergedanken« nicht aufkommen können. Sie fühlen sich »nicht recht oben« und müssen suchen, durch das Sichhinaufschrauben in einen Affekt ihr eigenes früheres Bewußtsein wiederzuerlangen,

---

[1]) Daß spielerische Tendenzen auch primär ohne den Umweg über die magischtabuistische Einstellung auftreten können, soll damit nicht geleugnet werden.

[2]) Vgl. dazu Reiß, Zur Theorie der schizophrenen Denkstörung: Der Zerfall des schizophrenen Denkens beruht auf der »Störung des logischen Oberbaus, dem neben abstraktem Denken auch Vereinheitlichung der Affekte und Bildung der Einheit der Persönlichkeit obliegt und dessen Funktionierung mit der Willenstätigkeit zusammenhängt. Sind Tendenzen, die aus dem Unbewußten aufsteigen, dieser Beeinflussung entzogen, aber doch bewußtseinsfähig, so haben wir die schizophrene Spaltung vor uns«. (Zentralblatt f. d. ges. Neurologie u. Psychiatrie, Referate, Bd. 25).

das ihnen sonst abgeht. Sie unterscheiden zwischen ihrem eigentlichen Ich und den Teilpersönlichkeiten »den Sortimenten«, die sie auch als in ihnen wirkende fremde Persönlichkeiten bezeichnen.

In bezug auf die dynamische Erklärung dieser und ähnlicher Störungen glauben wir uns im wesentlichen Berze und Kronfeld anschließen zu können.

Alle derartigen Erscheinungen, die wir phänomenologisch als **Verlust der Geschlossenheit und Konstanz des Ichbewußtseins, als Zerfall des Ich in Teilkomponenten, als magische Personifizierung von Ichbestandteilen, als magischen Ichverlust und Wiederaufbau des Ich**, charakterisierten und entwicklungspsychologisch als Ausdruck einer primitiveren Stufe der Ichentwicklung kennzeichneten, erklären sich nach Berze dynamisch als Erscheinungen der Insuffizienz der intentionalen Funktionen (Aktivitätsinsuffizienz). Berze meint, daß die Stabilität und Einheit des entwickelten Ich im Gegensatz z. B. zu dem primitiveren »reduzierten« Traumich durch den Zusammenschluß von Intentionen zu einem relativ festen System entsteht. Zur Erhaltung des normalen Ganges des psychischen Lebens müsse das Ich von einer solchen Stärke sein, »daß es sich ... gegen die Welt der Impressionen mit ihrem Einfluß auf die intentionale Sphäre ... zu behaupten vermag«. Durch die Störung im intentionalen Funktionsbereich könne es zu Zuständen kommen, »in welchen das Ich mit den aus der impressionalen Sphäre kommenden Anregungen nicht mehr fertig zu werden vermag, weil diese Anregungen gegenüber dem auf ein durchaus insuffizientes Kraftminimum reduzierten Ich ... übermächtig geworden sind« ... Der Zerfall des Ichbewußtseins in Teilkomponenten erklärt sich nach Berze aus der durch die Herabsetzung der psychischen Aktivität bewirkten »Lockerung des Ichverbandes«, infolge welcher »irgendein extrasubjektiver (d. h. durch Vorgänge in der impressionalen Sphäre angeregter) Intentionskomplex zum Kern einer neuen Ichbildung wird« ... (Berze, Primäre Insuffizienz der psychischen Aktivität, S. 120, 125, 128, 131, 133). Die magische Umfärbung des Kraft- und Ichverlustes zu feindseligem Kraftentzug und zur Ichberaubung würde sich schließlich im Sinn von Berze aus der Übermächtigkeit dieser extrasubjektiven Faktoren erklären, die vom Kranken zu Äußerungen eines fremden Willens hypostasiert werden. Die »Persekutionswahnstimmung« ist nach Berze »wahrscheinlich das Ergebnis einer ganzen Reihe von Faktoren, unter denen die Prävalenz der Passivität, das im Anschluß an passive Apperzeptionsvorgänge auftretende Gefühl des unangenehmen Betroffenseins (Erleidens), das Bewußtseinserlebnis des ‚Gegenwillens', vielleicht auch eine Art von Hinausprojizieren der durch alle eben genannten Momente bedingten eigenen Abwehrstellung auf die Außenwelt eine mehr oder weniger bedeutende Rolle spielen« (Berze, a. a. O., S. 302, 303).

Etwas abweichend von der dynamischen Auffassung Berzes trennt Kronfeld scharf die **bloß qualitativ umnuancierten Modifikationen des Ichbewußtseins vom primären Fehlen des Bewußtseins des aktiven Ich**. Zu den ersteren Störungen, die immer sekundär durch andersartige Faktoren nicht einmal notwendig spezifisch schizophrener Art bedingt sind, gehören, wie Kronfeld meint, die magischen Ichumwandlungen und Identifizierungen, die Erlebnisse der Ausbreitung und Auflösung des Ich

in die Objekte, die Erlebnisse des Überallseins, Ewigseins u. dgl.¹).
In den Erlebnissen der zweiten Art dagegen fehlt das Bewußtsein, daß die betreffenden Akte in mir ablaufen. Hierher gehören Störungen wie sie von den Kranken etwa in den Worten geschildert werden: »Die Hände bewegen sich hin und her, ich lenke sie nicht, und ich kann sie auch nicht anhalten«, oder: »sie hypnotisieren mir die Gedanken in den Kopf hinein, die gar nicht meine Gedanken sind, die ich gar nicht habe und kenne und von denen ich nichts wissen will.« Von den letzteren Ichstörungen glaubt Kronfeld, daß sie unmittelbar durch die dynamischen Prozeßfaktoren bedingt sind, während die ersteren, wenn überhaupt, so doch nur sekundär auf jene zurückgeführt werden können.

Wie dem auch sein möge, jedenfalls stimmen wir der Grundauffassung Kronfelds von der Dynamik des schizophrenen Prozesses durchaus zu. Er spricht von einem **Einbruch archaisch-magischen Erlebens in die »obere« intentionale Sphäre**. Im Gegensatz zu dem Auftreten archaischer Primitivismen in Dämmerzuständen u. dgl., in denen das psychische Wachleben überhaupt aufhört, brechen im schizophrenen Prozeß die archaischen Erlebnisgebilde in einen nur hier und da zerrissenen psychischen Oberbau ein. »Hier und da werden Verwirklichungen einzelner Intentionen zerstört, unterbrochen, zerrissen: Der primitiv-psychische Unterbau, von den Urtrieben emporgejagt, läßt durch seine Mechanismen neuartige Erlebnisgebilde in die Lücke hineinschießen, und nun findet ein ständiger Antagonismus beider seelischen Sphären im Erleben statt, bald schließt sich die obere wieder dominierend zusammen, bald erleidet sie neue Risse« (Arthur Kronfeld, Über schizophrene Veränderungen des Bewußtseins der Aktivität, Zeitschrift für die gesamte Neurologie und Psychiatrie, Bd. 74, S. 30). So wird die »doppelte Orientierung« (Bleuler) erklärlich. Der psychische Apparat ist in »seinen höchsten Bewußtseinsschichten demontiert, . . . in diese Lücken hinein schießen nun die Darstellungen und Projektionen archaischer Präformation, welche aus dem primitiven Triebleben emporgetrieben werden . . .«; sie richten ihre »magisch-mythischen prälogischen Objektivierungsweisen« »neben oder über dem besiegten eigentlichen Ich« auf. »So kommt es zu dem so charakteristischen Dynamismus der schizophrenen Psychose, in welcher das ungeheure schrankenlos sich erfüllende archaische Trieb-Ich in unausgleichbarem Nebeneinander mit dem wirklichkeitsgebundenen, aber schon zerfetzten eigentlichen psychologischen Subjekt sich verflicht und wieder trennt, immer ausschließlicher Platz greift, Position auf Position erobert und schließlich die Erscheinungswelt des Außen wie des Innen durch die Fülle seiner Eigengebilde endgültig verdrängt . . .« (Kronfeld, a. a. O., S. 76, 68).

Zum vollen Verständnis dieser Phänomene sind neben den **dynamischen Prozeßfaktoren** aber auch die **konstitutionellen Persönlichkeitsmomente** zu berücksichtigen. Wir fanden an der Wurzel schizophrener Störungen immer wieder gewisse Triebkonflikte konstitutioneller Art. Besonders unter den jungen Schizophrenen trafen wir häufig Menschen mit starkem

---

¹) Auch im **kosmischen Erleben des Aufgehens im All und in der Versunkenheit der Ekstase** erlischt zwar das enge persönliche Ich, aber das erwachende Erlebnis des bereicherten und erweiterten Seins trägt wieder einen qualitativ neuen Ichcharakter.

Lebenshunger und Sexualdrang und andererseits völliger Unfähigkeit, das Leben real zu nehmen, Menschen, die aus ihrer autistischen Selbstabsperrung brennend nach »mehr Realität«[1]) begehrten, denen jedoch durch konstitutionelle Hemmungen, durch abnorme sexuelle Einstellungen insbesondere homosexueller Art, der Zugang zum vollen Wirklichkeitserleben versperrt war. Menschen dieser Art sind durch ihre konstitutionelle Eigenart gezwungen, für unerfüllte Lebenstriebe und Liebesbedürfnisse in einer magisch-archaischen Phantasiewelt Ersatz zu suchen. Besonders wenn die erotische Befriedigung auf konstitutionelle Hemmungen stößt, die die Liebesbetätigung in der Realität verhindern, sehen wir, wie die Sehnsucht nach Befriedigung in erotischen Wunschphantasien und Beziehungswahnideen eine Art von Erfüllung findet, Wenn nun der Kranke seine erotischen Tendenzen nicht anerkennt und aus dem Ich herausdrängt, so entsteht nicht selten auf dieser Grundlage ein **erotischer Beeinflussungswahn magisch-feindseligen Charakters**. Die eigenen abgelehnten Triebregungen werden den begehrten Personen zugeschrieben, die den Kranken durch Fernbeeinflussung, Hypnose u. dgl. quälen, ihm fremde Gefühle und Gedanken »machen«. Aus dem erotischen Beziehungswahn wird ein feindseliger Schädigungszauber. Die Liebesverfolgung derartiger Kranker ist die **magische Projektion eines konstitutionellen Triebkonfliktes**[2]).

Wenn dann die Lockerung des rationalen »Oberbaues« bis zum Verlust der Ichgrenze führt, so können **die inneren Konflikte aus der Persönlichkeit herausverlegt und völlig in die Außenwelt verschoben werden**. Die äußere Wirklichkeit wird nun zur bloßen Spiegelung der Innenwelt, zum Symbol der Seele und ihrer Konflikte. Der Kampf des ethisch gerichteten Ich mit den abgewehrten Triebregungen spiegelt sich auf dem kosmischen Plan im Aufeinanderprall mythischer Mächte wider. Die unheilbaren Konflikte der Seele lösen sich **im Kampf guter und böser Gewalten, im Ringen letzter Weltprinzipien**.

Als Unterströmung des wachen Tagdenkens liegt das magisch-archaische Erleben in jedem Menschen bereit, gelangt aber wohl nur bei spezifisch-schizoiden Typen zu ernstlichen Konflikten mit dem gewöhnlichen Verstandesdenken. In der schizophrenen Erkrankung sind es besonders die Anfangsstadien, die dieses archaisch-magische Erleben zu reichster Blüte bringen. Oft quillt aus den biologischen Erschütterungen der Pubertätszeit, in der ja so vielfach die Krankheit zum erstenmal manifest wird, ein Erleben, das den Menschen in den Wirbel eines uferlosen Taumelns zwischen begeisterter Welthingabe und düsterem Insichgekehrtsein hineinreißt. In dieser hochgespannten, bald sehnsüchtig geschwellten, bald in autistische Verschlossenheit zurücksinkenden Pubertätsstimmung bricht nicht selten die Erkrankung aus. Nun stürzen alle Dämme, die die Ratio aufgerichtet hat, zusammen, und das Erleben entfaltet sich frei

---

[1]) Das Leitmotiv des sensiblen jungen Künstlers »Franz Blau«, dessen immer wieder scheiternde Versuche zur Wirklichkeitsanpassung Kretschmer anschaulich schildert (Kretschmer, Körperbau und Charakter, 1921, S. 138f.)

[2]) Auch die Psychoanalytiker betonen, daß die magischen Beeinflussungen die auf ein fremdes Objekt projizierten, vom Ich abgespaltenen eigenen Triebregungen der Kranken sind. (Vgl. z. B. die jüngst erschienene Arbeit von Nunberg, Intern. Zeitschr. f. Psychoanalyse, VII, 1921.)

in der grenzenlosen Sphäre des Unbedingten. Aus archaischen Tiefenschichten steigt es empor, ein rauschhaft starkes dionysisches Weltgefühl erwacht, eine grandiose Phantasiewelt entsteht: Der Mensch fühlt sich als Zentrum der Welt, er gebietet über wunderbare Zauberkräfte, er wächst ins Kosmische, er wird zum Mythos, er kämpft mit den Dämonen seines Schicksals, in der mystischen Ekstase der Introversio klimmt er bis zum Erschauen letzten Sinnes, er wird zum Gott.

Aber dieses unerhörte Aufblühen und Emporwachsen ist eine kurze vorübergehende, meist nur einmalige Phase eines verhängnisvollen destruierenden Krankheitsprozesses. Das glühende Erleben verrauscht, die Rückkehr in die Welt ist verrammelt, es bleibt nur ein Weg, der durch qualvolle Zerrissenheit, schweifende Zerfahrenheit, dumpfe Öde in läppischen Zerfall oder leere Erstarrung führt. Doch selbst unter dem harten und unfruchtbarem Gestein formelhaft erstarrter katatoner Handlungsformen, lebloser Wort- und Gebärdenstereotypien rauschen oft kaum noch hörbar die Quellen eines nun verschütteten Erlebens, das einstmals den Menschen in urzeitlichem Überschwang höher und höher trug, bis er in prometheischem Übermut nach dem Höchsten griff — und stürzte.

Verlag von Julius Springer in Berlin W 9

Allgemeine Psychopathologie für Studierende, Ärzte und Psychologen. Von Dr. med. **Karl Jaspers**, a. o. Professor der Philosophie an der Universität Heidelberg. Zweite, neubearbeitete Auflage. 1920. Preis M. 880.—

Psychopathologische Dokumente. Selbstbekenntnisse und Fremdzeugnisse aus dem seelischen Grenzlande. Von **Karl Birnbaum.** 1920. Preis M. 1200.—; gebunden M. 1440.—

Das Wesen der psychiatrischen Erkenntnis. Beiträge zur allgemeinen Psychiatrie. I. Von Dr. **Arthur Kronfeld.** 1920. Preis M. 904.—

Grundriß der psychiatrischen Diagnostik. Von Dr. **Julius Raecke**, Professor an der Universität Frankfurt a. M. Neunte, vermehrte und verbesserte Auflage. Mit 14 Textabbildungen. 1922. Preis M. 320.—

Körperbau und Charakter. Untersuchungen zum Konstitutionsproblem und zur Lehre von den Temperamenten. Von Dr. **Ernst Kretschmer**, Privatdozent für Psychiatrie und Neurologie in Tübingen. Dritte Auflage. Mit 32 Textabbildungen. Erscheint im Herbst 1922

Bildnerei der Geisteskranken. Ein Beitrag zur Psychologie und Psychopathologie der Gestaltung. Von Dr. phil. et med. **Hans Prinzhorn**, Nervenarzt in Heidelberg. Mit 187 zum Teil farbigen Abbildungen im Text und auf 20 Tafeln, vorwiegend aus der Bildersammlung der Psychiatrischen Klinik in Heidelberg. 1922. Gebunden Preis M. 2880.—

Verlag von J. F. Bergmann in München

August Strindberg im Lichte seiner Selbstbiographie. Eine psychopathologische Persönlichkeitsanalyse. Von Dr. **Alfred Storch.** (Aus: „Grenzfragen des Nerven- und Seelenlebens", Heft 111.) 1921. Preis M. 200.—

Die Preise sind die zur Zeit, Anfang Oktober 1922, geltenden.
Erhöhungen infolge der Markentwertung vorbehalten.

Verlag von **Julius Springer** in Berlin W 9

Monographien aus dem Gesamtgebiete der Neurologie und Psychiatrie

Herausgegeben von **O. Foerster**-Breslau und **K. Wilmanns**-Heidelberg

Die Bezieher der »Zeitschrift für die gesamte Neurologie u. Psychiatrie« sowie die des »Zentralblattes für die ges. Neurologie und Psychiatrie« erhalten sämtl. Hefte zu einem ermäßigt. Vorzugspreis, der gesondert aufgeführt ist.

Heft 1. **Über nervöse Entartung.** Von Professor Dr. med. **Oswald Bumke**, Freiburg i. B. 1912. Vergriffen.

Heft 2. **Die Migräne.** Von **Edward Flatau** in Warschau. Mit 1 Textfigur und 1 farbigen Tafel. 1912. Preis M. 960.—; Vorzugspreis M. 768.—.

Heft 3. **Hysterische Lähmungen.** Studien über ihre Pathophysiologie und Klinik. Von Dr. **H. di Gaspero**, Graz. Mit 33 Figuren im Text und auf 1 Tafel. 1912. Preis M. 680.—; Vorzugspreis M. 544.—.

Heft 4. **Affektstörungen.** Studien über ihre Ätiologie und Therapie. Von Dr. med. **Ludwig Frank**, 1913. Preis M. 1280.—; Vorzugspreis M. 1024.—.

Heft 5. **Über das Sinnesleben des Neugeborenen.** (Nach physiologischen Experimenten.) Von Dr. **Silvio Canestrini**, Graz. Mit 60 Figuren im Text und auf 1 Tafel. 1913. Preis M. 384.—; Vorzugspreis M. 304.—.

Heft 6. **Über Halluzinosen der Syphilitiker.** Von Privatdozent Dr. **Felix Plaut**, München. 1913. Preis M. 448.—; Vorzugspreis M. 360.—.

Heft 7. **Die agrammatischen Sprachstörungen.** Studien zur psychologischen Grundlegung der Aphasielehre. Von Professor Dr. **Arnold Pick**, Prag. 1. Teil. 1913. Preis M. 1120.—; Vorzugspreis M. 896.—.

Heft 8. **Das Zittern.** Seine Erscheinungsformen, seine Pathogenese und klinische Bedeutung. Von Professor Dr. **Josef Pelnář**, Prag. Aus dem Tschechischen übersetzt von Dr. **Gustav Mühlstein**, Prag. Mit 125 Textfiguren. 1913. Preis M. 960.—; Vorzugspreis M. 768.—.

Heft 9. **Selbstbewußtsein und Persönlichkeitsbewußtsein.** Eine psychopathologische Studie. Von Dr. **Paul Schilder**, Leipzig. 1914. Preis M. 1120.—; Vorzugspreis M. 896.—.

Heft 10. **Die Gemeingefährlichkeit** in psychiatrischer, juristischer und soziologischer Beziehung. Von Dr. jur. et med. **M. H. Göring**, Privatdozent, Gießen. 1915. Preis M. 560.—; Vorzugspreis M. 448.—.

Heft 11. **Postoperative Psychosen.** Von Professor Dr. **K. Kleist**, Erlangen. 1916. Preis M. 144.—; Vorzugspreis M. 120.—.

Heft 12. **Studien über Vererbung und Entstehung geistiger Störungen.** I. Zur Vererbung und Neuentstehung der Dementia praecox. Von Professor Dr. **Ernst Rüdin**, München. Mit 66 Figuren und Tabellen. 1916. Preis M. 720.—; Vorzugspreis M. 576.—.

Heft 13. **Die Paranoia.** Eine monographische Studie. Von Dr. **Hermann Krueger**. Mit 1 Textabbildung. 1917. Preis M. 544.—; Vorzugspreis M. 432.—.

Heft 14. **Studien über den Hirnprolaps.** Mit besonderer Berücksichtigung der lokalen posttraumatischen Hirnschwellung nach Schädelverletzungen. Von Dr. **Heinz Schrottenbach**, Graz. Mit Abbildungen auf 19 Tafeln. 1917. Preis M. 480.—; Vorzugspreis M. 384.—.

Heft 15. **Wahn und Erkenntnis.** Eine psychopathologische Studie. Von Dr. med. et phil. **Paul Schilder**. Mit 2 Textabbildungen und 2 farbigen Tafeln. 1918. Preis M. 608.—; Vorzugspreis M. 488.—.

Heft 16. **Der sensitive Beziehungswahn.** Ein Beitrag zur Paranoiafrage und zur psychiatrischen Charakterlehre. Von Dr. **Ernst Kretschmer**, Tübingen. 1918. Preis M. 880.—; Vorzugspreis M. 784.—.

Heft 17. **Das manisch-melancholische Irresein** (Manisch-depressives Irresein Kraepelin). Eine monographische Studie. Von Dr. **Otto Rehm**, Bremen. Mit 14 Textabbildungen und 18 Tafeln. 1919. Preis M. 840.—; Vorzugspreis M. 672.—.

Heft 18. **Die paroxysmale Lähmung.** Von Oberarzt Dr. **Albert K. E. Schmidt**, Karlsruhe i. B. Mit 4 Textabbildungen. 1919. Preis M. 400.—; Vorzugspreis M. 320.—.

Heft 19. **Über Wesen und Bedeutung der Affektivität.** Eine Parallele zwischen Affektivität und Licht- und Farbenempfindung. Von Privatdozent Dr. **E. Fankhauser**, Waldau bei Bern. Mit 6 Textabbildungen. 1919. Preis M. 520.—; Vorzugspreis M. 448.—.

Heft 20. **Über die juvenile Paralyse.** Von Dr. **Toni Schmidt-Kraepelin**. Mit 9 Textabbildungen. 1920. Preis M. 720.—; Vorzugspreis M. 576.—.

Heft 21. **Die Influenzapsychosen und die Anlage zu Infektionspsychosen.** Von Professor Dr. **K. Kleist**, Frankfurt a. M. 1920.

Heft 22. **Die Beteiligung der humoralen Lebensvorgänge des menschlichen Organismus am epileptischen Anfall.** Von Dr. **Max de Crinis**, Graz. Mit 28 Kurven im Text. 1920. Preis M. 520.—; Vorzugspreis M. 440.—.

Heft 23. **Beiträge zur Ätiologie und Klinik der schweren Formen angeborener und früh erworbener Schwachsinnszustände.** Von Dr. **A. Dollinger**. Mit 22 Kurven. 1921. Preis M. 640.—; Vorzugspreis M. 512.—.

Heft 24. **Die gemeingefährlichen Geisteskranken im Strafrecht, im Strafvollzuge und in der Irrenpflege.** Ein Beitrag zur Reform der Strafgesetzgebung, des Strafvollzuges und der Irrenfürsorge. Von Dr. **Peter Rixen**, Nervenarzt in Brieg. 1921. Preis M. 720.—; Vorzugspreis M. 632.—.

Heft 25. **Die klinische Neuorientierung zum Hysterieproblem** unter dem Einflusse der Kriegserfahrungen. Von Professor Dr. med **Karl Pönitz**, Halle a. S. 1921. Preis M. 424.—; Vorzugspreis M. 360.—.

Heft 26. **Studien über Vererbung und Entstehung geistiger Störungen.** Von **Ernst Rüdin**, München. II. Die Nachkommenschaft bei endogenen Psychosen. Genealogisch-charakterologische Untersuchungen von Dr. **Hermann Hoffmann**, Tübingen. Mit 43 Textabbildungen. 1921. Preis M. 1440.—; Vorzugspreis M. 1224.—.

Heft 27. **Studien über Vererbung und Entstehung geistiger Störungen.** Von **Ernst Rüdin**, München. III. Zur Klinik und Vererbung der Huntingtonschen Chorea von Dr. **Josef Lothar Entres**, Egling. Mit 2 Tafeln, 1 Textabbildung und 18 Stammbäumen. 1921. Preis M. 880.—; Vorzugspreis M. 752.—.

Heft 28. **Der Balken.** Eine anatomische, physiopathologische und klinische Studie. Von Professor Dr. med. **G. Mingazzini**, Rom. Mit 84 Textabbildungen. 1922. Preis M. 1120.—; Vorzugspreis M. 952.—.

Heft 29. **Untersuchungen über die körperlichen Störungen bei Geisteskrankheiten.** Von Privatdozent Dr. **O. Wuth**, München. Mit 63 Textabbildungen. 1922. Preis M. 600.—; Vorzugspreis M. 560.—.

Heft 30. **Die epidemische Encephalitis.** Von Professor Dr. med. **Felix Stern**, Göttingen. Mit 12 Textabbildungen. Erscheint im Herbst 1922.

Heft 31. **Katatonische Erscheinungen im Rahmen manischer Erkrankungen.** Von Dr. med. **Johannes Lange**. Mit 5 Textabbildungen. Erscheint im Herbst 1922.

Die Preise sind die zur Zeit, Anfang Oktober 1922, geltenden. Erhöhungen infolge der Markentwertung vorbehalten.

Verlag von Julius Springer in Berlin W 9

Allgemeine Psychopathologie für Studierende, Ärzte und Psychologen. Von Dr. med. **Karl Jaspers,** a. o. Professor der Philosophie an der Universität Heidelberg. Zweite, neubearbeitete Auflage. 1920. Preis M. 880.—

Psychopathologische Dokumente. Selbstbekenntnisse und Fremdzeugnisse aus dem seelischen Grenzlande. Von **Karl Birnbaum.** 1920.
Preis M. 1200.—; gebunden M. 1440.—

Das Wesen der psychiatrischen Erkenntnis. Beiträge zur allgemeinen Psychiatrie. I. Von Dr. **Arthur Kronfeld.** 1920. Preis M. 904.—

Grundriß der psychiatrischen Diagnostik. Von Dr. **Julius Raecke,** Professor an der Universität Frankfurt a. M. Neunte, vermehrte und verbesserte Auflage. Mit 14 Textabbildungen. 1922. Preis M. 320.—

Körperbau und Charakter. Untersuchungen zum Konstitutionsproblem und zur Lehre von den Temperamenten. Von Dr. **Ernst Kretschmer,** Privatdozent für Psychiatrie und Neurologie in Tübingen. Dritte Auflage. Mit 32 Textabbildungen.
Erscheint im Herbst 1922

Bildnerei der Geisteskranken. Ein Beitrag zur Psychologie und Psychopathologie der Gestaltung. Von Dr. phil. et med. **Hans Prinzhorn,** Nervenarzt in Heidelberg. Mit 187 zum Teil farbigen Abbildungen im Text und auf 20 Tafeln, vorwiegend aus der Bildersammlung der Psychiatrischen Klinik in Heidelberg. 1922. Gebunden Preis M. 2880.—

Verlag von J. F. Bergmann in München

August Strindberg im Lichte seiner Selbstbiographie. Eine psychopathologische Persönlichkeitsanalyse. Von Dr. **Alfred Storch.** (Aus: „Grenzfragen des Nerven- und Seelenlebens", Heft 111.) 1921. Preis M. 200.—

Die Preise sind die zur Zeit, Anfang Oktober 1922, geltenden.
Erhöhungen infolge der Markentwertung vorbehalten.

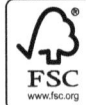

If you have any concerns about our products,
you can contact us on
ProductSafety@springernature.com

In case Publisher is established outside the EU,
the EU authorized representative is:
**Springer Nature Customer Service Center GmbH
Europaplatz 3, 69115 Heidelberg, Germany**

Printed by Libri Plureos GmbH
in Hamburg, Germany